《黄帝内经》

生命智慧

曲黎敏◎著

U0349800

四川科学技术出版社

图书在版编目（CIP）数据

《黄帝内经》生命智慧 / 曲黎敏著. --成都：四川科学技术
出版社，2016.12（2025.4 重印）

ISBN 978-7-5364-8512-9

Ⅰ. ①黄…　Ⅱ. ①曲…　Ⅲ. ①《内经》-研究
Ⅳ. ①R221. 09

中国版本图书馆 CIP 数据核字（2016）第 280443 号

《黄帝内经》生命智慧
HUANGDINEIJING SHENGMING ZHIHUI
曲黎敏　著

出 品 人：程佳月
选题策划：金丽红　黎　波
责任编辑：罗小洁　李迎军
责任出版：欧晓春
法律顾问：梁　飞
封面设计：郭　璐
媒体运营：刘　冲　刘　峥　洪振宇
责任印制：张志杰　王会利

出　　版：四川科学技术出版社	官方微博：http://e.weibo.com/sckjcbs	
地　　址：成都市锦江区三色路 238 号	官方微信公众号：sckjcbs	
邮　　编：610023	传真：028-86361756	
发　　行：北京长江新世纪文化传媒有限公司		
电　　话：010-58678881	传真：010-58677346	
地　　址：北京市朝阳区曙光西里甲 6 号时间国际大厦 A 座 1905 室		
邮　　编：100028		
印　　刷：天津盛辉印刷有限公司		

开本：700 毫米×1000 毫米　　1/16	成品尺寸：165 毫米×238 毫米
印张：14	字数：200 千字
版次：2016 年 12 月第 1 版	印次：2025 年 4 月第 11 次印刷

定价：36.00 元

邮　　购：成都市锦江区三色路 238 号新华之星 A 座 25 层　　邮政编码：610023
电　　话：028-86361758
版权所有，盗版必究（举报电话：010-58678881）
（图书如出现印装质量问题，请与本社北京图书中心联系调换）

—— 三版序 ——
为什么一定要学习《黄帝内经》

岁月荏苒，第一次出来讲《黄帝内经》正好是 2006 年，于今年恰好十年。十年，有足够的时间让人成长。这十年当中，《黄帝内经》系列书籍，给我带来的觉悟也非同寻常，《黄帝内经》不再是高悬琼阁寂寞的圣典，而是能温暖我们每一个生命的启示录和源泉，其博大、其精微、其慈惠，感动着、改变着我们的心灵，让我们找到了一个重新发现自己的机会——五脏之象、六腑之动、奇经八脉、经脉和合……由此，生命不再是行尸走肉，而是一个有无限能量、无限创造力的本源。此生，以肉身显，灵魂也安住在这瑰丽的肉身中。所以，此生，我们的每一次觉知、每一次升华，也当先从这肉身起，来过、爱过、健硕地活过，用我们的感官饕餮过这世界的美，多么幸福！

于是，从 2016 年起，我在中关村学院又开始重讲《黄帝内经》，这次，是一字一句地讲，满怀激情与感恩地讲，如此圣典，值得我们膜拜与推崇！随着大健康时代的来临，《黄帝内经》的意义会越来越非凡地显现在我们的生活中，她关系到我们的自救、我们的自我超越、我们的生态未来——是用大量的药物来拯救我们的生命，还是靠自尊、自觉、自省、美好的生活方式来拯救我们的未来，答案显而易见。所以，我们，必须努力，不能辜负先圣大智之慈惠无穷！

《黄帝内经》是一本黄帝研习生命之道的学习笔记。作为一个建立了历律、封建制和国家政治体制的一代伟大君王为何以一种谦卑的态度来研习生命之道是一件值得关注的事。因为对于此界而言，生命系统可能是造化最精密、最完美、最充满变数和不可思议的一个系统了。相较于生命而言，医学是粗糙的，历史是粗糙的，一切人事也是残缺不全的。而人类最大、最后的失败也是个体生命系统的崩盘，人类最无奈的哀伤和最不易掌控的事物也源于此。所以黄帝要补上这一课。

　　当人人都补上这一课时，才有真正的放松和悠然，这种放松和悠然源自生命内部，而不是外部，这大概也是"悠然自得"这句成语的真正内涵吧。

　　无论如何，人之自由是有次第的，首先是财富自由——但这不是目的，而只是使生命具足的一个小小的阶梯，是生命向更高阶段前行的一个保障。但很多人都太沉溺于这一阶段了，甚至把这一阶段当成了终极目标，而忘记了追求更美好的。然后是生命自由——这是一个相对高级的阶段，是不任人宰割而重新把生命拿回自己掌握的一个阶段，真正支撑这一阶段的不是金钱，而是对生命的尊重。但很多人忽略了这一阶段，或者是到临死时才悔恨自己始终没有建立起对自己肉身的尊重，而任意挥霍了一生。最后是心灵自由——是剔除了贪嗔痴对生命的困扰，而由对生命的尊重进而发展为生命的发挥和奉献。至此阶段，是男人，是女人，已不重要；是否长寿，是否短命，也已不重要；重要的是，你真性情地活过，你善意地与这个世界和解了，你美美地享受了肉身和人类精神这双重盛宴。你来过了，你也可以坦然地走了。

　　而这种终结时的坦然、无悔和明澈，就是自在；如果再深感幸福和拥有来去自由的从容，就是大自在。

《黄帝内经》是一本伟大的经典，我真心希望有人能认认真真地学。它并不需要你有多专业，而只是需要你"用心"。

曲黎敏

二〇一六年冬至，于中关村学院

——二版序——

重新发现《黄帝内经》

发现，在很大程度上是小孩子的乐趣。对儿童来说，世界是新的；对成人而言，世界不仅陈旧，而且时常毫无乐趣。也就是说，成人在很大程度上依据常识和生活的惰性而存在，有时候，人们视这种惰性为继承传统，更多地不过是随波逐流；而小孩子却总在追问本质与本源，比如："妈妈，我是从哪里来的？""在你生我之前，我在哪儿？"等等。实际上，中国古代的道家思想和禅宗都在训练这种儿童式的追问，但随着世界的日新月异和物质生活的繁乱，我们渐渐淡化了这种拷问，而视常识为真理。

最愚蠢的事情就是盲目相信常识和拒绝真理。

每每有人提及我是这一波中医养生热的"始作俑者"，不禁每每惶惑。原本只想相夫教子，原本只想和学生分享学习中医秘籍的快乐……就因为一个宏愿，就这样被推了出来。先是在山东教育电视台的《名家论坛》讲解《黄帝内经》，然后是北京台、中央台……如果是男人，我愿更勇猛精进；但我是女人，我想的更多的是——回去，回到温暖的家，回到我的书桌前，读书和冥想。

但每当我翻看《黄帝内经》，我都被里面广大的慈悲和智慧所感动。我渐渐地明白，无论男人、女人，都不可以回避责任，都不可以逃避使命，都必须勇往直前。不管世事如何艰难，人，都要坚持信念，坚持真理，坚持发现和直视事物本质的能力……更何况，有那么多我爱的人和爱我者，我们因《黄帝内经》而结缘，而幸福，而快乐……

为了更好地编辑这套丛书，我于去年九月从鹭江出版社将书收回，更名为《〈黄帝内经〉养生智慧》《〈黄帝内经〉生命智慧》，连同我今年在山东教育电视台《名家论坛》新开讲的《〈黄帝内经〉胎育智慧》共三本出版。

要想真正地理解中国伟大的医学经典《黄帝内经》，是很难的，因为我们很难回到过去，回到那亘古的沧桑……但我们有发现的勇气和回到那源头的热望，不断地探寻，不断地思索。我们可以重新开始，如同新生的婴儿，去舔、去嗅、去碰触……那亘古是怎样开始的呢？上古时期并无时钟，人们是怎样弄清楚时间的概念的呢？古人又是怎样建立起24节气这套至今都行之有效的系统的呢？！

有时候，真是困扰啊！有人说，知道了起源就知道了本质，但，起源是多么地神奇，本质又是多么地难以言说……那超越在语言之外的，又是什么？

但，谁又能说古老的就一定是落后的呢？！

让我们沉下心来，如果难以创造，就先赞美和敬畏吧！

曲黎敏

二〇一〇年三月十九日于元泰堂

——自序——

从人体的智慧感受生命的智慧

西方"人类潜能运动"的研究者指出：现阶段的人类心灵状态并不是终极状态，日常意识层次只不过是一种有局限的层次。因此，人类需要改变意识状态，发掘人类潜能。

于是他们对人类进行种种实验，用化学药品、电子仪器或者东方人的禅宗、气功、瑜伽术、冥想术等，去改变人的意识形态，希望能把人脑中未被充分利用的潜能以及其他从未被开发过的心灵资源发掘出来。如果大家认为这一切只和我们的意识形态相关，而拒绝对我们的肉体进行重新认识，则是进入了一个新的误区。我们只有在几个重要的观念上先有重大的转变，才能在生命现象、生命意义的认知方面有新的突破。

现代"克隆"技术作为 20 世纪末最有影响力的技术变革之一，已让我们感受到了关于生命概念前所未有的震撼：动物或人体的每一个细胞都可以独立生殖成一个动物或一个人的全体，也就是说，每一个细胞都具有动物或人的全部智慧和才能。千百年前释迦牟尼佛说的"亿万我身"已不再是天方夜谭，孙悟空的七十二变身也不再是神话，而是我们的生命可以真实经历的某个简单的事实。

人体，开放的系统

人体是一个开放的系统，我们需要重新审视它、感触它、参透它千百年来的进化。它不应仅仅是一种功能，而应是造化的精品，是充满意义和力量、高贵和富于诗意的生命器官。

在这一点上，中国古代医学的"藏器说"（"藏"通"脏"）就远比西方的"器官说"更符合造化的意志和人性。中医学固有的特性，使它既不能用已有的西方科学史著作来证明自己，也不能凭借已有的中医学文献来拔高自己。它于生命科学的意义就如一直被埋没的珍珠，直到20世纪西方稳态学说的出现，才使得中西医的对话有了一个新的起点。因为中医和西医都是对生命、生命体的自组织以及该组织非线性性质的简述，是在讲一个活跃的生命体在这个世界中的所需、所能，是在讲它的生与死的界限——稳态的保持就是健康，而破裂即死亡。这二者都是关于生命的学说。

在这个富于人性的学说中，人体这个系统是开放的，它和外界进行着自由的交换，在活动的磨损和裂解中不断地解体，同时又不断地重建、修复。例如，心不再仅仅是一个泵。中医讲"心为君、为火"，它的尊严和热情也是支持这个生命体活下去的必要性。它还是爱和勇气的象征。当强大的破坏性的因素出现时，心可以通过自身激发出的一种活力去抵消或修复这种障碍。如果"心"放弃或厌倦这王者之威，那么生命内部的自我调整装置就会松懈、瓦解。

生命是有智慧的

关于疾病，同样有许多观念，需要我们去改变。一般认为，疾病意味着一种失调，意味着痛苦，意味着细胞不能再生或修复。人们可以利用显微镜及其他更精密的仪器来观察那些细菌对我们人体的损害和破坏，但它们无法探究我们内心的恐惧与欲望。而这些，正是疾病产生的不可见因素。

在原始年代，当细菌还不是人类机体最主要的敌人时，欲望与恐惧就已经存在并威胁或推动我们人类自身的生存发展了。至今，它们依然强大，甚至致命。比如，愤怒或恐惧会使我们呼吸加深，心跳加快，血压升高，血液分布从胃肠移向心脏、中枢神经系统和肌肉，消化道的各种活动过程中止，肝释放出糖，脾收缩并放出浓缩在脾内的血细胞，并从肾上腺髓质分泌出肾上腺素……

这是一场全方位的生与死的搏斗，瞬间释放的能量和机体的精巧安排，既显示了我们生命体的完善性，也显示了它的智慧性。如果我们能有效地预见并发挥因为各种情绪和欲望所引发的能量，我们对身体机能的支配作用也许会得到大大的加强。

人体有天然的治愈力

治疗学在 20 世纪之初发生了一些重大的变化。当伟大的弗洛伊德在他那间摆满了艺术品的办公室里为他人诊病时，我们发现疾病可以用意象来治愈。由此，精神分析成了 20 世纪一场空前的运动，成了一个奇迹。

在远古，医者先驱曾提到"天然的治愈力"，即伤后的修复和病后的康复在相当程度上不用依赖医生的治疗而得以进行。中医里也有"有病不治，常得中医"这样的话，说的就是与其让庸医诊治，不如等待身体自愈，反而更符合医理。

"天然的治愈力"的现代解释则是，人体内部有自我修复的独特机制。人体器官如心脏、横膈等拥有的潜在能量十分丰富，远远超过正常生命活动的需要。躯体在很大程度上能保护自己并且有自愈的能力。

于是，一种新的治疗学产生了。病人同医生一起介入到治疗活动中，医生熟知躯体的自我调节以及自我修复的可能性与局限性，并给病人以指导和勇气上的鼓励；而作为病人，应该认识到自己体内潜藏着巨大的能量。

当我们想到那些时刻准备着为机体利益而工作的力量就在我们机体自身时，我们就可以丢掉为管理肉体工务而操心的枷锁，并从奴隶状态下解放出来，去充分享受生命的美好与珍奇。健康更不再是一种追求，而是我们生存的实在。

我的《〈黄帝内经〉养生智慧》刚一出版，即登上了全国各大书城的畅销书排行榜，博得了很多读者的厚爱，让我备感惶恐。这本《〈黄帝内经〉生命智慧》，在前一本书的基础上更多地加入了我对人体脏器常识、人体智慧的解读，让读者在轻松阅读中真正学习到中医与养生的智慧，同时也让大家明白：我们祖祖辈辈传承下来的经典，自有让人反反复复阅读和思考的价值；而学习中医，也不是读几本书那么简单，必须是在体悟生命、认识自我、认识自然的实践中完成的对人体智慧乃至生命智慧的认知。

曲黎敏

二○○八年六月

目录 CONTENTS

第一篇　中医养生观——老祖宗的神奇智慧

——第一章——
什么是中医

一　中医使生命长生… 005
二　中医是对生命的"心悟"和"心法"… 007

——第二章——
中医是如何看病的

一　神医传奇——扁鹊使虢太子起死回生… 017
二　中医看病之"望"… 023
三　中医看病之"闻"… 028
四　中医看病之"问"… 034
五　中医看病之"切"… 038
六　生病的四个层次与中医对治法… 043

——第三章——

人生智慧与养生智慧

一　扁鹊的医术传奇与境界… 051

二　寿限与养生… 058

三　人生的道德修养与养生… 070

——第四章——

健康的生活方式——养生的四个方面

一　养性情… 077

二　养睡眠… 080

三　养居处… 082

四　养房事… 085

第二篇　身体大奥秘——解读五脏六腑的身体智慧

——第五章——

五脏与中医意象思维

一　中医五脏和西医五脏的不同… 095

二　什么是五行… 098

三　人体五脏之象… 110

——第六章——

《灵兰秘典论》的五脏解读

一　《灵兰秘典论》解析五脏六腑… 131

二　心为君主之官（心是君主）… 133

三　肺为相傅之官（肺是宰相）… 141

四　肝为将军之官（肝是将军）… 148

五　脾为谏议之官（脾是谏官）… 154

六　肾为作强之官（肾是大力士）… 160

七　膻中为臣使之官（膻中是宦官）… 168

——第七章——

不可轻视的六腑——六腑比五脏重要

一　五脏和六腑的区别… 175

二　胆为中正之官（身体里的包青天）… 178

三　胃为仓廪之官（管理谷仓）… 185

四　小肠为受盛之官（国税局）… 193

五　大肠为传道之官（道路运输调度）… 196

六　三焦为决渎之官（治水）… 199

七　膀胱为州都之官（储水）… 202

附录　《黄帝内经·素问·灵兰秘典论》… 208

第一篇

中医养生观——老祖宗的神奇智慧

第一章

什么是中医

中医到底是指什么？其实，指的就是使生命能够长生的工具。中国的传统医学强调的就是让生命健康、有序地向前发展。

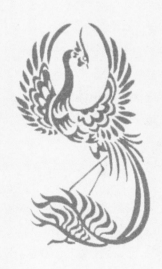

在汉代，关于中医有两个定义：一个是在《汉书·艺文志》当中提到的"方技者，皆生生之具"；还有一个是在《后汉书·郭玉传》里提到的医之为言意也，即现在广为人知的"医者，意也"。这是关于中医的两个非常著名的定义。

一

中医使生命长生

古代，中医被称为"方技"，在《汉书·艺文志》中它涵盖四个方面：医经、经方、房中、神仙。而现在的中医院校一般叫作"中医药大学"，只是传授前两者，后面的两项就归属到道教养生中去了。

其实，这四项还是有很大区别的。简单来说，医经讲医理，是四项的基础；经方讲草本方剂的医理之用；房中就是不用自然而是用人来治病；神仙当然是最高境界了，讲气机导引和修炼。

古人把从事方技的人叫作"方士"，他们比现在的医生知识范围要广阔得多，不但要通医、卜、蓍、占，还得通天文地理，差不多是传统文化的全才。所以那时对"方技"的定义是"皆生生之具"，这个和现代医学的很多定义是不一样的。所谓"生生之具"，就是使生命长生的工具，它关注的重点是长生而不是疾病。

传统文化中，经常会出现一个词语，叫"长生久视"，就是说不管人活到多大岁数，都要眼不花、耳不聋，这是一个关于生命品质的问题。得老年痴呆症的人也可以活很久，可是他的生命品质不高，没有一个很好的生活状态。中国的传统医学实际上强调的是要让生命健康、有序地向前发展。怎么健康有序地向前发展，这是中医学

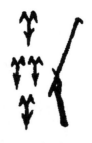

"养"字

一个很重要的内涵，也是我们经常会讲到的"养生"问题。

中国古代的"养"字，写得非常有意思，它的意思是指一个人赶着四只羊，在放牧。其实，"养"也有爱护和放牧的意思。因此，养生意味着要爱护自己的生命，然后我们还要牧养它。所谓的"牧养"就是让生命自由自在地生长，保持一种自由自在的状态。

养生首先是一种主动行为，而不是被动地把生命交付给他人，所以养生的前提是要先明生命之理。其次，养生不是单纯地指不生病，而是使生命品质获得提高。我们要记住，中医永远把质放在量的前面，一个人如果他得了老年痴呆症，即使他活到一百岁，那他病后的人生也是没有意义的。

二

中医是对生命的"心悟"和"心法"

关于中医的第二个定义就是"医者，意也"，这也是中医常常被诟病的地方。在西医看来，中医缺乏量化的东西，一个病人让十个中医大夫看，有可能出十个方子，有人说阳虚，有人说阴虚，这在西医看来是不可思议的，到底哪个是对的呢？一旦较起真来，那些大夫又含含糊糊，说不清楚，再来个"医者，意也"，真真会把人搞糊涂了。

其实，真正的大医所理解的"医者，意也"似乎更关涉直觉和悟性，把中医治病上升到"只可意会不可言传"的超越语言之外的一种境界，它关注的是"心悟"和"心法"，而非实证。这个定义真的很中国化，它把中医和西医截然分开，就如同西方的油画与中国写意的不同，一个强调的是精准，一个在乎的是意境；于是，这个话题也把从事这两种工作的人给区分开了，一个是画匠，一个是艺术家。这个定义最早出现在《后汉书·郭玉传》里，第一个说这句话的"艺术家"就是东汉的郭玉，他说"医之为言意也"。

大医郭玉的故事

● 郭玉看病规矩怪——有钱人必须装穷人

郭玉是汉和帝时的太医丞，给普通百姓看病极有疗效，但给富贵人看病时却疗效一般。汉和帝只好让身份地位高贵的妃嫔假扮成宫女，穿上穷苦百姓的破衣服，住到破房子里，如此这般，郭玉往往一针而愈。皇帝就问郭玉："这是什么原因呢？"郭玉说："医之为言意也"，治病时强调的是一种感觉，扎针尤其强调心神与手下的感觉，那些身份高的人的地位、气势摆在那儿，对医生持一种居高临下的态度，自己会很不舒服，甚至会很恐惧，意念和想法就会受到干扰，就不能集中精神为病人看病。

● 郭玉总结给富贵人看病有四难

郭玉说："给位高尊贵的人看病，我心里就会非常紧张，而且这其中有四大难处：一难，他们刚愎自用，不容易相信别人。二难，他们吃喝玩乐、尽情享乐，不遵医嘱，不爱护自己的身体。三难，贵族女子都以窈窕纤瘦为美，身体虚弱；而且不管对症不对症，只肯用高级名贵的药。四难，他们好逸恶劳，四体不勤。加之我紧张惶恐的心态，给这种病人治病，自然会效果不佳。"

其实，无论是过去还是现在，做医生都不是一件轻松的活儿，本来生死大事就马虎不得，再加上这些外来的干扰因素，就更勉为其难了。

● 郭玉神奇把脉——巧分男女

关于郭玉，还有一个故事，是说有一天皇帝想试验郭玉的脉法，就让"嬖臣美手腕者，与女子杂处帷中"，意思是找了一个手腕漂亮得像女人的手腕一样的男子，让这个男子和一个女子一起躲在帷帐之后，命这两个人各伸出一只手来，让郭玉把脉。郭玉把完脉以后，就觉得非常奇怪，他说这个脉象很怪，好像不是一个人的脉，而是两个人的。因为脉有阴阳、脉分男女。郭玉从脉法上一下就判断出：这两只手不是一个人的手。皇帝大叹郭玉医术之高，从此特别佩服他。

望闻问切素来是医家的独门绝技，现在的医生很少有会把脉的了，像郭玉这样的高手就更少之又少了，这种中医现状令人痛惜啊！

"医者，意也"的来源

郭玉说："腠理至微，随气用巧，针石之间，毫芒即乖。神存于心手之际，可得解而不可得言也。""腠理"是什么？从中医学的角度来讲，"腠理"指的是人们的肌肤腠理，其实也就是指生命。"巧"就是指医生的针灸治疗。

郭玉说生命是至微至妙的一个东西，如果医生要去医治人的生命，需要"随气用巧"，即医生需要根据自己的气去把握一切。在给别人扎针的时候，医生一定要小心谨慎，如果出现一点点问题，也会"毫芒即乖"，意思是说，医生出一点儿差错就会酿成很大的失误。"神存于心手之际，可得解而不可得言也"的意思是，神明介乎心与手之间，二者之呼应瞬息万变，心中明了，却用语言难以描述。

所以，凡大医与艺术家都有一比，他们都有神来之笔，都有超越语言、灵光闪现的瞬间，只不过医生手中的作品是更为神秘莫测、难以言喻的生命！其实，这世上，能说清楚的都是事，说不清楚的都是情和命啊！

大凡医生对"医者，意也"理解层面的不同，意味着他们医术的高低也会不一样。实际上，"医者，意也"涉及悟性、感觉和神明的问题，这是属于生命学中很高的一个层面。

在《黄帝内经》当中有一句话，叫作"粗守形，上守神"。西方医学强调的是"形"这个层面，即肉体层面，给人体的定义是——人是机器。所以现在很多人就像对待机器一样对待身体，总是想着怎么样去修理它。但是中医却不同，真正的中医强调的是气和神的层面，这个层面就如同"道"一样有着很多"共时性"的内涵，它真实不虚，却又无法言说……所以《黄帝内经》又说"粗守关，上守机"，真正高明的医生，都是守着神明，是用意念、悟性和用神来看病看人的。

● 高明的医生把握的是生命最关键的一瞬间

所谓"上守机"的"机"在繁体字里，左边是个"木"字，右边的上面是两个类似绞丝的东西，下面是一个"戍"字。其中"戍"字实际上是一种手持武器的样子，上面的绞丝则代表了一个最原始的意象，就是脐带。

"机"就是指小孩子出生时，切断脐带的那一瞬间。如果这一瞬间人把握住了，生命就会为之改观，我们常说"抓住机会""把握时机"就是这个意思。脐带是沟通人体先天和后天的东西，一旦被剪断，就会形成肚脐，肚脐在中医里叫神阙穴，就是指人先天神明的缺失。所谓高明的医生把握的就是生命最关键的一瞬间。

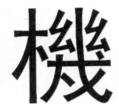

"机"字的繁体

● 情感是不可以量化的

医生如何才能把出正确的脉？实际上，医生靠的就是在气脉搏跳的一瞬间对人生命的全方位感悟。这一瞬间的感悟是非常重要、非常微妙、不可言说的，它是一种感觉，是一种综合的东西，因此上医有上医的境界、中医有中医的境界、下医有下医的境界，他们之间的区别很大。

"不可言说"其实不是一种玄虚，而是中国传统文化的一种体现。中国文化和西方文明有很大不同，西方文明定义某一件事物，永远是在强调这个事物"是"什么；而中国文化却是说这个事物"像"什么，是在说一个共性的东西。

比如说，众所周知，西医非常强调量化；而有人就认为中医在量化这方面是欠缺、不讲究的。其实，人生中并不是所有东西都可以量化的。比如情感，有人会说"我非常非常高兴"，这个"非常非常高兴"到底有多高兴？说"我很生气"，这个"很生气"到底有多生气？这是没法量化的。一个男子对一个女子说"我永远永远爱你"，这个"永远"又有多远？这些情感、意念、感觉类的东西，是不可以量化的。中医自有其人文的一面，但在量化上也会有一些微妙的地方，这是我们对"医者，意也"的另一种理解。

中医、西医的不同之处

项目	强调重视层面	中医、西医比较说明
中医（中国）	气和神	《黄帝内经》说："粗守形，上守神"，又说"粗守关，上守机"。真正高明的医生，都是守着神明，是用意念、用神来看病的
西医（西方）	形（肉体）	西医认为，人是机器。现在很多人就像对待机器一样对待身体，总是想着怎样去修理它

"医者，意也"的体现

"医者，意也"体现在如下两个方面：把脉、扎针。

● 把脉

比如《黄帝内经》说春天的浮脉是"春日浮，如鱼之游在波"，这是一幅灵动阳光的画，即浮脉就像鱼游在波上一样。春天时，人的阳气慢慢地生发起来，而鱼从水底跃在波上的那一瞬间的情景，就像人体的浮脉一样。在教学生把脉的时候，我常会强调：一定要先培养自己对大自然的这种敏感性，然后自己才能够真正地体悟把脉的内涵。甚至有时候心念一动，人的气脉也会动，虽然是"鱼之游在波"，也会有不同的波，也会此波非彼波……

● 扎针

现在我们会经常说到"针灸"，由于多方面的宣传，大家对中医、养生都很感兴趣，多少都会知道一些关于针灸的知识，对身体的主要穴位也有着一定的认识，可是上医在扎针的时候，除了注意穴位，他似乎更在意人的气血波动。

因为我们每个人的气血状况都是不一样的。气血有旺和不旺之分，相同的穴在不同人身上的位置可能就会不一样。

合谷穴正确的取穴方法

比如合谷穴，书本上教的合谷穴正确的取穴方法，是用大拇指中间的横纹，卡在另一只手的虎口棱那里，然后摁下去的地方就是合谷穴。摁下合谷穴，那里会有一种酸酸胀胀的感觉。这是一种很量化的取穴法。

但是如果人的气血非常不足，有厥证了，他的合谷穴可能就会比正常人错一个位置，可能滞后一些；而气血旺的人，合谷穴又可能会往前冲一段，就不在我们现在所取的这个点上，从而造成"上合谷"和"下合谷"之分。

这就是"医者，意也"。作为医生，必须能感受到气的到来，才可以扎下针去。所以在传统的针疗中，有一种说法就叫作"候气"，就是一定要等待气的到来，才能确定针扎在哪个位置。

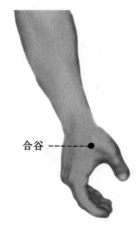

合谷 - - - - - -

合谷穴示意图

曲黎敏生命智慧

◆这世上，能说清楚的都是事，说不清楚的都是情和命啊！

◆西医说"人是机器"，中医说"人是内景"，是一幅时间长廊里的画。

◆所谓的"牧养"就是让生命自由自在地生长，保持一种自由自在的状态。

◆"医者，意也"似乎更关涉直觉和悟性，更关注的是"心悟"和"心法"。

◆如何把出正确的脉？实际上，医生靠的就是在气脉搏跳的一瞬间对人生命的全方位感悟。

◆养生是一种主动行为，而不是被动地把生命交付给他人，所以养生的前提是要先明生命之理。

◆西方的油画与中国写意不同，一个强调的是精准，一个在乎的是意境；于是，这个话题也把从事这两种工作的人给区分开了，一个是画匠，一个是艺术家。

——第二章——

中医是如何看病的

　　什么样的医生是好医生呢？孙思邈曾经写过一篇非常有名的文章：《大医精诚》。他强调了医家应具备的素质：第一，要学术精；第二，要有慈悲心，有一份对生命的尊重。这两种素质都是至关重要的。

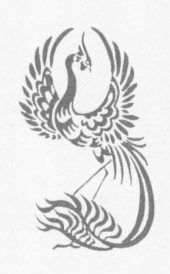

在中国的医学史上，有一位非常了不起的人物，叫扁鹊。他把中医诊病的"望闻问切"发挥到了极致，同时著有《难经》，是中医理论的奠基者之一。《史记》里面有篇《扁鹊仓公列传》，记载了扁鹊治病救人的诸多故事，最著名的有两个：一个是扁鹊救治虢国太子，使其起死回生的故事；另一个是扁鹊望齐侯（齐桓公）面色而断其生死的故事。从这两个故事，我们可以窥见中医看病的一个大体思路。

一

神医传奇——扁鹊使虢太子起死回生

扁鹊的起死回生术 1：三个问诊

扁鹊西行途经虢国，发现虢国烟火缭绕，在进行大型的祭祀。于是，扁鹊就带着弟子过去问询，他问的是太子的老师，那时这种人叫"中庶子"，同时这个人还略通医术。扁鹊问了太子老师三个问题，就已经判断出虢太子到底是死还是没死。从这些问话中，我们可以看出中医问诊的至高境界。

● 问诊之一——太子得了什么病？

扁鹊的第一个问题是："太子何病，国中治穰过于众事？"扁鹊问中庶子："太子到底是什么病，使得国家有必要举行这样隆重的祛除邪恶的祭祀？"

中庶子回答："太子病血气不时，交错而不得泄，暴发于外，则为中害。精神不能止邪气，邪气蓄积而不得泄，是以阳缓而阴急，故暴厥而死。"即太子是因为血气不按时运行，阴阳交错而不得疏泄，猛烈地爆发在体表，就使得内脏受到伤害。人体的正气不能制止邪气，邪气蓄积而不能疏泄，因此阳脉弛缓、阴脉紧迫，所以突然晕倒而死。中庶子说"精神不能止邪气"，即制止不住邪气，邪气在身体内部蓄积得不到宣泄，因此"阳缓而阴急"而死。即太子的真正病因是"阳缓而阴急"——阳气衰微生发不起来，阴邪又劲急、炽盛，因此就出现了突然昏死的现象。

一般而言，人昏倒了，如果掐人中，这个人就可能清醒过来。为什么要掐人中呢？实际上，人昏倒很像《易经》卦象里的一个卦——☷☰（否卦），也叫阴阳离绝卦。这个卦的意思是在下，阴气下行；在上，阳气上行，这样就属于阴阳离绝。在人体，以"人中"为界，督脉在上，任脉在下；督脉为阳，任脉为阴，阳脉下降、阴脉上行才是阴阳和合、人体健康无病的相，而如果督脉上行、任脉下行则是人阴阳离绝昏死的相。

在这种情况下，就必须通过刺激"人中"这个穴位将阴、阳重新和合，把气血重新调上来。通过掐"人中"，把人体气血调整过来的相就像《易经》之"泰卦"——☰☷，这就属于阴阳和合卦。如果说，阴阳本性是阳升阴降，阳在上而阴在下；那么作为人，恰恰要阴在上而阳在下，才能阴气下降，与上升的阳气形成和合之相，人才能够清醒、明朗。

但是，是不是所有的昏厥都可用掐人中的方法来救治呢？不是的。可以通过掐人中的方法救治的昏厥，都是因为人体阴阳均很盛大，只是阴阳出现离绝的现象。如果仅仅像虢国太子一样，是"阳缓而阴急"，即人的阴邪特别炽盛，阳气很衰微，阳气克制不了阴气，从而导致身体一派阴霾之象而出现的昏厥，就不能通过掐人中的方法来救治了。

所以，扁鹊问清楚虢太子是"阳缓而阴急"后没有立即掐人中，而是接着问。

● 问诊之二 ——太子是什么时间死的？

扁鹊问的第二个问题是"其死何如时"，即他到底是什么时间死的。中庶子回答"鸡鸣至今"。"鸡鸣"指的是什么时段？"鸡鸣之时"是丑时（子夜一点到三点），此时是肝经当令，是阳气渐升、阴气逐渐衰退、阴阳两气相互交通的时间，如果这时人出现了问题，就会出现阳气当升不升、阴气当降不降的现象。

虢太子就是属于阴气该降的时候没有降下来，阴邪克制了阳气，阳气升不起来，被压制住了，就"阳缓而阴急"。这是扁鹊问的第二句话，此时他已经确认虢太子昏死的主要病因，就是因为阴邪阻碍了阳气的生发，并由此判定虢太子只是被憋，是"假死"，而非真死。

这是三个问题当中最关键的一个。发病的时间点是扁鹊问诊的核心。其实，这也是我们日常生活需要注意的一个经验总结，就是当你发现自己身体有任何病症的时候，一定要很认真地看一下病发或感到不适的时间点，看一下在这个时间，你的气血处于一个什么样的状态，是哪条经脉在发挥重要作用，可以把这个作为判断疾病发展的一个重要因素。比如说，如果你是傍晚六点左右发作的心脏病，那你就要小心了，因为那时是酉时，肾经当令，肾水克制心火，有可能是比较严重的心脏病。

● 问诊之三——太子已经放进棺材了吗？

问完第二个问题，扁鹊就已经判断出虢太子没有真正死亡，只是阳气被闭塞住了，是一种"假死"。所以这个时候，扁鹊就问了最后一个问题"收乎"，"收乎"的意思就是太子已经被放进棺材里了吗？如果放入了棺材里，棺材盖一盖上，就彻底隔绝了阴阳之气，人就彻底没救了，如果还没放到棺材里，扁鹊才可以继续医治。

中庶子回答说：还没有放到棺材里。因为"其死未能半日"，指虢太子死亡的时间还很短。这里就牵扯到一个中国古代民俗的问题。人死亡的当天晚上是不会被放到棺材里的，还需要家人"守夜"，从某种意义上来说，家人是害怕这个人没有真的死，也许说不定什么时候他的气就缓过来了。

对于刚刚死去的人，中国的民俗里有"头七""二七"的说法，认为一直到"七七"以后，人的灵魂才算是真正走远、走失掉了。为什么风俗里边有"头七""二七"这种说法呢？有一本书叫《西藏度亡经》，里面讲了一个非常重要的概念，就是要对灵魂有所等待。在"头七""二七"的时候，人的灵魂可能还没有走得很远。

古时中国关于"死亡"的定义和西方社会不一样。西方社会是一个"die"就代表死亡；而在中国，"死亡"这个定义是由两个字组成的，一个是"死"，一个是"亡"。"死"是指肉体的死，而"亡"是指灵魂的走失。古人认为，等到"五七"以后，灵魂基本上已经走得差不多了，"七七"以后就是彻底走远了。

在得知虢国太子还没有被放到棺材里，扁鹊就让中庶子去上报国君，说自己可以让虢太子起死回生。这表现了扁鹊非常自信的一面，他只通过三个问题就已经确认了虢太子没有死。这个问诊问得极其漂亮。

扁鹊的起死回生术2：三步治疗法

虢国太子的父王把扁鹊迎到城里，先说了一些感激之词，然后让扁鹊开始治疗。扁鹊的治疗也非常漂亮。他让弟子子阳"砺针砥石，以取外三阳五会"。古代最早的针是用石头做的，叫砭石。砭石一般出现在东方的海边，这种石头非常圆润，是中国古代最早的治疗工具，可以用它来摁压或者是点刺穴位。

● 治疗第一步：用石针点刺穴位

扁鹊治疗虢太子的第一步，就是先用针刺——用石针来点刺他的穴位。扁鹊选了两个地方，分别是"三阳""五会"。三阳会聚之所是百会穴，百会穴是从两个耳尖上去，一直到头部的交汇处。

为什么取百会穴？因为虢太子是阳气升不起来才昏厥的，而百会穴是"诸阳之会"，是所有阳经会聚的地方。人一摁压百会穴，就能够让阳气提升起来。五会穴就是五腧穴，指的是十二经脉肘、膝关节以下的井、荥、输、经、合五个特定穴位。井穴就是指尖处，中医把整个经脉比喻成一条河流，河流的发端就是这些井穴，这些地方是气血最薄的地方，但也是气血最旺盛的地方。如果人指尖麻木，就意味着阴阳的交通出现了问题。

井穴一般有两个问题：一是它为气血刚刚生发之地，生机易受抑制；二是此处气血少，因为少，所以它特别容易堵塞。因此大家要经常活动手指，通过活动手指，可以把五腧穴充分地活动起来，这对我们人体非常有好处。

如果家人突发脑出血，中医里有一个很有效的急救方法，就是"十宣放血"，用三棱针刺破十指尖，挤出六七滴瘀血来，头部的出血就可以止住。为什么这样做？因为这些地方和头皮都属于末梢，通过点刺手的十井穴，能让气血得到疏解。如果指尖不出血，再挤也挤不出来怎么办？还可以选择指缝这些肉最少、气血特别薄的地方来点刺。

扁鹊的第一个办法是摁压百会穴，第二个办法是通过针刺井穴来疏血，放血以后太子很快就苏醒了。《史记》中写道"有间，太子苏"，即过了一会儿太子就苏醒了，开始有气息了。

● 治疗第二步：使用热敷法

第二步，太子苏醒以后，扁鹊让学生子豹"为五分之熨"，煮"八减之剂"（古方名，今已失传），分别热敷太子的两胁下，使温热药气深入体内五分。两胁下是由胆经所主，在人体是少阳，而少阳是气机的枢纽，是阴阳气血交通的枢纽。热敷的方法实际上是通过皮肤给药，引脏腑之气血外行。

此时，太子的情况得到明显改善，能够坐起来了。这个过程是在治疗肌肤腠理，肌肤腠理就相当于一个很大的呼吸系统，而这个系统我们要充分地利用，比如现在也有用中药进行熏蒸的方法，吃完了中药，用中药渣来泡脚，对身体也是非常有好处的。

● 治疗第三步：给太子服下热汤药

第三步，扁鹊才用汤药。对于昏倒的人来讲，一定要先急救，先让他醒过来，如果灌药的话是来不及的，因为煮药也需要时间。所以在现实生活当中，大家要先学一些很便捷的救急方法，比如扁鹊先用针刺，然后用热敷，同时煮中药，等太子坐起来以后，就开始给他服下热汤药，这样可以进一步调整他的阴阳气血。太子吃了20天左右的中药，就彻底恢复了健康。

扁鹊治虢太子，针法非常妙，取穴非常精到，热敷法好，用药绝，这是扁鹊最终被称为"医家之圣手"的原因。东汉时张仲景在写《伤寒论》序时，第一句话就是"余每览越人入虢之诊，望齐侯之色，未尝不慨然叹其才秀也"。就是说每当张仲景看到秦越人（扁鹊）入虢救治虢太子，使其起死回生，以及望齐侯（齐桓公）之色的故事，都会感慨扁鹊的才华太出众了。

二

中医看病之"望"

扁鹊望齐桓公面色断生死

扁鹊望齐侯（齐桓公）之色的故事，涉及中医看病的几个大问题。比如说望诊的问题，还有治疗手段的问题。

> 扁鹊过齐，齐桓公侯客之。入朝见，曰：君有疾在腠理，不治将恐深。齐桓公曰：寡人无疾。扁鹊出，齐桓公谓左右曰：医之好利也，欲以不疾者为功。后五日，扁鹊复见，曰：君有疾在血脉，不治恐深。齐桓公曰：寡人无疾。扁鹊出，齐桓公不悦。后五日，扁鹊复见，曰：君有疾在肠胃间，不治将深。齐桓公不应。扁鹊出，齐桓公不悦。后五日，扁鹊复见，望见齐桓公而退走。齐桓公使人问其故，扁鹊曰：疾之居腠理也，汤熨之所及也；在血脉，针石之所及也；其在肠胃，酒醪之所及也；其在骨髓，虽司命无奈之何。今在骨髓，臣是以无请也。后五日，齐桓公体痛，使人召扁鹊，扁鹊已逃去。齐桓公遂死。
>
> ——《史记·扁鹊仓公列传》

中医讲望闻问切，"望"主要是望脸，观察五色。比如脸发青，说明肝胆有问题，特别是鼻青，预示着胃寒。脸上的经脉主要是胃经，脸上长痘是胃寒，寒引发胃火破它，胃火上攻，导致生痘，说明胃还有劲。在迎香有痣，意味着胃先天就有问题，是先天胃被堵。整个脸色晦暗是胃病，单独额黑是肾水上浮……现在的医生望、闻的功夫少了，只有"问"的功夫了，你告诉他头痛，医生就开治疗头痛的药，所以医学就衰落了。

● 病在肌肤，可用热敷、按摩法

"君有疾在腠理，不治将恐深"，所谓腠理就是肌肤腠理，即人体的表层，如果此时不治，病会进一步深入。齐桓公很不高兴，说自己没病。因为人都讨厌别人说自己有病，而且齐桓公认为扁鹊贪图钱财，想骗自己这个没病的人，以此来赚钱。

● 病在血脉、肠胃，还有针、药可救

过了五天，扁鹊说"君有疾在血脉，不治恐深"，疾病已经到血脉了，如果再不治，会进一步恶化，但齐桓公仍然认为自己无病。过了五天，扁鹊又来见，说"君有疾在肠胃间，不治将深"，此时，齐桓公的病已经从经脉走到中焦肠胃，可是齐桓公连理都不理他。

● 病入膏肓，无计可施

五天以后，扁鹊又来见齐桓公，这一次他"望见齐桓公而退走"，"退走"是什么意思？中国古代的朝廷礼仪，臣民不可以用屁股对着君王走掉，那是极端不礼貌的，一定要面向君王退着走开。而"走"在古汉语里还有另外一个意思，相当于现在的"跑"。扁鹊此时远远地看见齐桓公，退着跑掉了。

齐桓公心里疑惑，就派人去问扁鹊。扁鹊说，如果病在肌肤腠理，用热敷法就可以解决；如果在血脉，扎针可以解决；在肠胃，用酒醪可以解决；但是如果已经深入骨髓（深入膏肓），"虽司命无奈之何"，即哪怕是掌管寿命的神仙，都没有办法了，人必死无疑。

最后又隔了五天，齐桓公感觉身体不舒服，派人去找扁鹊，但扁鹊已经跑掉了。因为病已在骨髓，扁鹊也知道自己治不好齐桓公的病，而治不好是会被杀头的，所以他要赶紧跑掉。最终"齐桓公遂死"。

后世的所有医家都非常欣赏这一段，因为这代表了中国传统医家一种很高的境界。只是通过"望"，就能够了解人的很多病症，就能看出人的很多问题，是非常了不起的。

医圣张仲景预言王粲死期

其实在医圣张仲景身上也发生过类似的事件。"建安七子"之一的王粲和张仲景交往密切。在接触中，张仲景凭自己多年的行医经验，发现这位年仅二十几岁的才子身上隐藏着一种很厉害的病——麻风病。于是，张仲景告诉王粲，说他已经患病了，应该及早治疗，否则到了40岁，眉毛就会脱落，眉毛脱落后半年，人就会死去；如果现在服五石汤，还可以挽救。

王粲听了很不高兴，自认身体没什么不舒服，便不听张仲景的话，更不吃药。过了几天，张仲景又见到王粲，就问他吃药了没有，王粲骗张仲景说已经吃了。张仲景认真地观察了王粲的神色，摇摇头，知道他并没有吃药，因为他的神色和往常一样。可是王粲始终不信张仲景的话，20年后他的眉毛果然慢慢脱落，眉毛脱落后半年就死了。

这两个故事涉及了中医的两大问题：第一是望诊的问题，扁鹊一共望了四个层面：肌肤层面、经脉层面、脏腑层面、膏肓（骨髓）层面。第二是疾病的真正内涵以及治疗手段的问题。疾病可能会存在于四个层面：肌肤腠理层面、经脉层面、脏腑层面和膏肓层面。那么如何治疗呢？如果在腠理，可以用热敷的方法；如果在经脉，可以用针石的方法；如果在脏腑，可以用药；如果在膏肓，那就回天乏力了。

中医"望"之要义——察言观色知健康

"望而知之谓之神"，一个好医生，在病人刚进来时，他只要看病人一眼，不只是疾病，包括病人的性格及其他问题都能了如指掌，比如有种人一见到医生就喋喋不休，典型的话唠，这属于肺的虚火过旺，这种人在生活中是人来疯，家里一来人他就欢实，人一走他就疲弱沉默了。还有一种人皮毛很滋润，从不上火，这种人属于肺寒；而皮毛憔悴的人则属于肺热。有的医生一眼就能看出来，这样的医生是很神奇的。其实，学中医的人真不是单纯地学学医理就行的，还得"世事洞明""人情练达"，能具备这两点，再加上《黄帝内经》医理的精熟，就是上上医。

● 望五色以知其病

望诊就是"望五色以知其病"。比如胃经的病，我们可以从脸上看出来，就是看迎香穴、鼻子、额头、耳前、上关、环唇以及发际这些地方有没有一些异相。

如果说鼻头红，或者鼻子上长疙瘩，额头长痤疮，这都属于胃火盛。胃火盛是什么原因造成的呢？是因为胃寒导致阳明胃火攻出来破胃寒，火性炎上，就往脸上走，从而造成鼻头红。

如果脸上沿着胃经长黑斑，那是胃寒造成的。口歪、嘴唇翻出来这些问题，也都是胃经有问题引起的。

如果人下眼袋特别大或者脸上长蝴蝶斑，那就是小肠病。

如果人的两个颧骨老是粉红的，说明他肺寒很重。

如果人眼睛发直、不灵活，说明心经有病。因为心经所系的是目系，眼睛不灵活就是心经出了问题。

如果人眼珠子很黄，还经常流泪，那是膀胱经气的问题。

通过看脸色也能够发现很多问题。比如"面如漆柴"，指脸色就像柴火一样，又黑又干，是肾病。如果"面有微尘，体无膏泽"，脸上特别不滋润，就像蒙着一层尘土一样，这是胆经的病。如果"面尘脱色"，脸上特别苍白，"血虚不能上荣于面"，这是肝经的病。

● 望舌象以知五脏六腑

现在化妆的女病人多了，所以望诊很难看到病人的"本来面目"，望诊难度加大，所以好些医生重在望舌。一般说来，整个舌体也按五脏来分。舌尖是心，舌两边是肝胆，舌中间是脾胃，舌后为肾。

但望舌，要先看整体之色。舌色紫，是五脏六腑被郁的标志；两边青紫，肝胆被郁；紫暗在何部位，则郁在何部位。舌色淡，则血不足，有寒；舌后部苔腻，意味着肾寒。舌干是寒大于湿，舌面水汪汪的，是湿大于寒；水舌是胃寒重，湿大于寒，可用附子理中丸调适。舌边尖偏红，有内热，有虚火；舌根黄，火不可化湿，所以显出火象去化湿。舌裂在中，脾胃有伤；裂在舌尖，心气大伤；裂在后面，肾气受伤，这里的裂就是气分开了的象。

总之，因为人的本是五脏六腑，象是外象，所以从舌象也可以看五脏六腑的表现。

中医看病之"闻"

由声音诊断疾病

"闻而知之谓之圣","闻"不是用鼻子去闻的意思,而是听。这句话就是说,如果能够通过听病人的声音,诊断出他疾病之所在,就是圣人。

● 听话听声,锣鼓听音

所谓闻诊,就是"闻其声而言其情"。其实,人每发出一个声音,都是一种情感的表达,而感情又是从身体中发出来的,所以声音本质上是五脏六腑的表达。如果肺气损伤,人则悲愁不乐;脾损伤,人则善噫……

当超越个体去看这个问题的时候,我们甚至可以说音声是地方的心灵,如果川剧不叫、秦腔不吼、越剧不淫,就没了性格,就没了民俗性。所以中国传统文化,非常强调"听话听声",即一定要知道他这句话背后要传达的意思,一定要从他的语调、声音上去把握,这是很重要的。

● 黛玉临终之声

在《红楼梦》中,林黛玉临死前,书上的语言描写只有几个字，就是"宝玉，你好……"然后气绝身亡。大家就可以去想象，林黛玉临死之前，那个"你好……"后边她到底要说的是什么，是"你好狠心"，是"你好糊涂"，还是"你好浑蛋"？是咬牙切齿地说，还是无可奈何地说？这全靠我们对小说的熟知程度还有每个人读小说时的心境来领悟，最终结果，可能每个人的感觉都是很不一样的。

其实，这句话的感情色彩非常浓烈，但是林黛玉又一直憋着，她觉得作为一个大家闺秀，不能讲太直接、太露骨的话，可是她的感情又要表达出来，才会说出"你好……"这样的话来。

五声与五脏

我们经常说"言为心声"，声音是表达情感的，而情感又是从身体里发出来的。具体说来：

● 肝声为呼

如果人的肝气被憋，就会呼喊，因为"肝声为呼"，呼是舒解的象。比如我们在办公室里挨训了，就会嘘呼以宣泄，这属于下意识的自救。

现在在日本，有一些专门供人发泄的地方。在那里面，人可以冲着木偶拼命地扔标枪、摔东西或者骂人，这时人肯定是发出"啊"的声音，或者说一些骂人的话。这些其实都是人自己在想方设法地疏解压力和不良情绪。

● 心声为笑

喜悦源自心，但如果患有心脏病的人老是呵呵笑，不能自制，就有可能是心神将散之象。

● 脾声为歌

脾胃的正气是唱歌嘹亮；邪气实则"登高而歌"，就像有精神病症状的人一样，我们经常会发现有精神病症状的人力大无穷、本领高强，即使很高的墙，他们"噌"的一下也能上去，然后在上面发疯。

一般正常人如果想爆发，除非有武功，才会突然一下蹿到墙上，否则做不到；而有精神病症状的人能做到，这就是因为身体内部阳邪盛。

● 肺声为哭

如果一个人总是哭哭啼啼，或者她的声音里老带着悲气、怨气，就是肺有毛病。

● 肾声为呻

人在什么情况下会呻吟？肉体疼痛的时候、超级享受的时候、精神痛苦的时候，这些时候人都要调元气来解救自己，而元气藏于肾，所以肾声为呻吟。如果人总是哼哼唧唧，那么他的肾肯定不好。

五脏与五声对应关系表

五脏	肝	心	脾	肺	肾
五声	呼	笑	歌	哭	呻

中医闻"五声"观五脏

一个好医生，病人一说话，他就能听出病人哪个脏器有问题，比如是否肾虚，肺是否有问题等。其实在临床上，有一些很有趣的判断标准：

● 肺病的闻诊

比如肺咳，一个人总咳嗽，如果是实证，就是"嘭嘭而喘咳"，咳声特别响亮；如果肺气特别虚，叫作"少气不足以息"，咳嗽起来特别弱，而且因为肾不纳气——也就是肾的收藏能力出了问题，所以他总在上面虚咳，一小声一小声的，这已经是肾咳，是身体虚弱的表现。

有人会认为，咳得响亮的人比咳得微弱的人病得厉害。其实恰好相反，咳声响亮，说明人还有劲儿咳；如果咳嗽时都没劲儿、很弱，反而说明这人的身体状况很糟糕。

● 小肠病的闻诊

比如小肠病，小肠循经两颊到鼻孔，假如有的人声音很有磁性，鼻音很重，说话很好听，很吸引人，很可能他的小肠经就有问题。有的人有鼻炎，说话的时候"曩曩"的，声音很好听，这其实是肺气上郁所致。

● 脾病的闻诊

脾经"络胃，上膈，夹咽"，有病则"善噫"，即经常打嗝。脾与胃相表里，胃气不降也会打嗝或呕吐。像有这些毛病的人可以经常练习八段锦里的"调理脾胃须单举"，左手上撑时右手下按（反之亦然），有点像董存瑞举炸药包的样子，多练习这个动作，脾胃就会好转。

● 胃病的闻诊

胃气不舒的人"善呻数欠"，总是伸懒腰打哈欠，这也是下意识的自救。这说明人胃气虚、胃寒，通过打哈欠，胃可以舒展开来。

● 肾病的闻诊

肾咳更加厉害，"咳唾则有血，喝喝而喘……气不足则善恐"，咳且唾里边会有血丝，呼吸短促，哮喘，容易惊恐，说明肾不纳气。

● 胆病的闻诊

胆经生病的人，"口苦，善太息"，喜欢长出气，总是唉声叹气。为什么会唉声叹气？因为它生发不起来，但它总想生发起来，所以特别爱叹气或者是喜欢出长气。像这种人，在现实生活当中要怎么办？可以多做做手臂运动，抻拉胆经，最关键的是要调整好自己的睡眠，让胆气能够按时生发起来。

● 肝病的闻诊

肝经生病是"呕逆"，因为生气就会使胸胁有胀满感，而且肝气克制了脾胃，那么人就会呕吐。

以上都是通过声音来闻诊，通过听人的声音、说话时表达的情感，知道他目前最强烈表现的那个脏器的病变到底是什么，这是中医闻诊里面最重要的一部分。

因此，在《史记·扁鹊仓公列传》里面，扁鹊问完三个问题之后，跟太子老师中庶子说，他能够治好虢太子的病。中庶子不相信扁鹊，扁鹊就说"闻得其阳，断得其内"，只要听说了他外部的表现，就知道他内部的表现是什么，就能治好虢太子的病。所以中医在闻诊方面，也是非常有效果的。

● 闻诊与闻味大有不同

现在有些人认为闻诊就是闻味，其实闻味不是闻诊的主要内容。不过也有人闻味，"五臭"就是五脏对应人体时的五种味道。比如得肾病的人，身上可能带着一种腐气，就是腐烂的东西化沤的那种味道。但是这并不是中医闻诊里很重要的东西。在中医闻诊里，最重要的就是听声音。

六字诀

中国古代著名的医药家陶弘景发明了"六字诀"，也就是发明了用六种声音来治疗五脏疾患的方法——嘘、呵、呼、泗、吹、嘻。这是用声音来养五脏的养生法，比如嘘音能够疏泄肝郁；呵音可以降心火；呼音可以运化脾胃；泗音能够肃降肺气；吹音能够强肾水；嘻音可以通三焦。

当五脏五音出现病变时，还可以用"六字诀"来调理五脏，这时则用五脏相克法。比如，肾虚时的养生法是用肺音泗来补，因为金生水；肺气虚时用脾呼补，取土生金；脾虚心呵补，取火生土；肝虚肾吹补，取水生木，可以明目。

● 六字诀养生发音法

春嘘明目木扶肝（春天目赤不明，可发嘘音同时目睁睛，治胆气不清眼目之疾）。

夏至呵心火自闲（夏天口热舌干，气不通，发呵音，头顶上双手交叉然后下按，去面红和口舌之疮）。

秋泗定收金肺润（秋天寒热不和，发泗声，手双擎上撑，治疗流涕、鼻热生疮）。

肾吹唯要坎中安（冬天腰膝冷，阳道衰，发吹音，抱膝，治疗目昏耳聋）。

三焦嘻却除烦热（平时三焦有热邪，平卧发嘻音，除烦热）。

四季常呼脾化餐（腹肚胀满，气闷，四季可以常发呼音，治疗口臭、四肢生疮、食冷积不化）。

四

中医看病之"问"

中医问诊要义——"工"

问诊，就是"问而知之谓之工"，这是需要医生做得很细致的一个层面。能够问出很多的问题的，就叫作"工"。"工"是什么概念呢？在某一行当中，很拔尖的人物，就是"工匠"。以现在的话来说，就是"专业"。

● 问二便，看心肺

比如说，中医问二便（大小便），实际上就是在问心肺的功能；问小便，实际上是在问肾的功能或肺气的功能。比如《伤寒论》中有："若小便色白者，少阴病形悉具。小便白者，以下焦虚，有寒，不能制水，故令色白也。"

中医认为"肺与大肠相表里""心与小肠相表里""肾与膀胱相表里"。而且我们活，就活在六腑正常的功能中。能拉、能尿、能吃等，就表示心、肝、脾、肺、肾这五脏还是正常的。用能观察到的东西（能拉、能尿、能吃）去看看不到的事物（心、肝、脾、肺、肾），就是中医思维里一个很重要的方法。

● 问汗，看气血

汗，是问诊里的一个有趣的话题。汗为心液，大汗会损伤心脏；

但不出汗，心就会被憋，人的情意也会被憋。比如，现在有些人的头汗固摄不住，动不动就哗哗出汗，而实际上"头为诸阳之会"，这样出汗就是阳气的固摄能力弱了。还有的人运动时只是上半身出汗，腿上无汗，这起码是上下不交通。而真正的健康标志应该是运动时全身微微出汗。其实汗也是血的变现，所以对汗的理解也关涉到人体气血。

再者，中医治病有汗、下、吐三法，是驱邪外出的几个比较好的方法。但用汗法时也有许多要注意的地方：比如《伤寒论》中提到几种不可发汗的情形：其一，"咽喉干燥者，不可发汗。"因为咽喉是三阴经所主，当真精不足时，不可发汗，否则容易伤血。其二，"淋家，不可发汗，发汗必便血。"因为正常的情况下血应该运行在脉中，如果治疗有误，把人治虚了，则血就运行到脉外，会出现便血。其三，"亡血家，不可发汗，发汗则寒栗而振。"即大失血的病人不可发汗，发汗则寒栗而全身抖动。其四，"汗家，重发汗，必恍惚心乱，小便已阴疼。"也就是老出汗的人不可以再用汗法，否则病人会心神散乱，小便后会阴部疼痛……还有很多，此不赘述。

● 医生怎样问头痛、牙痛、腿痛？

医生问病人头痛，一定要问是两边痛，还是前后左右痛；是前额痛，还是巅顶痛、中空痛。问清楚了才能知道头痛的根源在哪里，才好使用引经药。

比如牙痛，也要分清楚是上牙痛还是下牙痛。上牙痛就属于胃经疼痛，可以在胃经的足三里穴或者是脚面的陷谷穴上扎针，很管用；如果是下牙痛，就属于大肠经痛，可以针刺合谷穴。

比如上楼下楼腿痛的问题。如果在上楼的过程中，小腿肚子痛，应当是属于膀胱经痛，因为膀胱经一直贯穿的是小腿；如果下楼时大腿痛，就应当是属于胃经痛，因为胃经正好走大腿的前缘。

头痛分成很多种，腿疼也分成好多种，其他疼痛和不舒服肯定也是方方面面的。医生不仅要问得清楚，病人自己也要尽量描述清楚。这都是中医问诊里边很核心的内容。

从"咽喉要道"看中医问诊

"咽喉要道"一共涉及八条经脉。咽喉疼痛的时候，一定要问清楚到底是哪儿的问题。实际上，咽喉分为"咽"和"喉"。两边为咽，当发"咽"这个声音时，用的是两边的劲；发"喉"这个音，用的是中间的力气。如果病已经到了咽喉，那就要格外小心，因为它很快就会上到脑部。

● 咽喉干痛：大肠经问题

同样是咽喉的问题，怎么去判断它是哪条经脉的病症呢？如果是喉痹，就是咽喉出现了疼痛或干痛，是大肠经的问题，因为大肠经属于阳明经，大肠经的病变易出现阳明燥热火盛。为什么会出现干痛？阳明燥火煎灼津液，所以会造成咽喉干痛。

● 脖子肿痛：胃经问题

如果是"颈肿喉痹"，这是属于胃经的病。因为胃经同样属于阳明经，胃经循喉咙走一圈的，它如果出现阳明燥火盛的话，也会灼"津"过度，使津液干涸，形成肿痛的现象。

● 咽喉两边痛：脾经和心经问题

如果是两边痛，就属于脾经和心经的问题。心经循行"上挟咽"，心经病则"嗌干"，嗌的部分在喉结以上，这个在男人身上显现得比较清楚。心火盛，就会造成咽喉上半部的疼痛。像喉结以上部位的疼痛以及腮帮子的肿大，就是小肠病。

● 咽肿、上部干痛：肾经问题

如果咽已经肿，且上边干痛，就是肾经的病。肾经也循喉咙。

● 咽喉干：肝经生病

同样是"嗌干"，也可能是肝经生病。不过肝经生病引发的咽喉干症状，基本上偏喉咙的后部。

同样一个咽喉，涉及了这么多的经脉，不是说"大夫，我嗓子疼"就完了，医生一定要问得很清楚才可以。这就是中医问诊里边很重要的一个方面。

五

中医看病之"切"

"切"是对生命的体验与把握

"切而知之谓之巧",指的是切脉的问题,这是中医特有的一种方法,它相信人的身体对生命的感悟。比如手指一搭在脉搏上,就能够感悟到一些东西,而这些东西对人生命的认知也是有一定作用的。

● 古代的把脉法——切"三部九候脉"

现在的中医一般是切寸口的脉,就是左右手腕处的。而古代切脉法比现在的切脉法复杂得多,是切"三部九候脉"。

三部九候脉是什么?首先,古人认为颈部两侧有脉动,是人迎脉;其次,是寸口脉,在腕部;然后,有一个趺阳脉,在人的脚面处。趺阳脉针对的是人体的胃经,因为古人对胃非常关注,一定会把一把脚面的趺阳脉。这就是古代的"三部"。

《素问·三部九候论》中说:"上部天,两额之动脉;上部地,两颊之动脉;上部人,耳前之动脉。中部天,手太阴也;中部地,手阳明也;中部人,手少阴也。下部天,足厥阴也;下部地,足少阴也;下部人,足太阴也。"即把每部分为"天、地、人"三种,三三得九,一共是九部脉。

● 现代的把脉法——切寸口脉

现在把脉没那么复杂，基本上都是遵循扁鹊的寸口脉法，也就是把寸口。把寸口这里边实际上也有九层。寸口脉分寸、关、尺三部，每部各以轻、中、重指力按脉，分浮、中、沉。每当把脉的时候，实际上是要把浮取三部脉、中取三部脉和沉取三部脉，这样就能把出九个层面的东西。

另外，切脉要先审虚实，辨阴阳；先别阴虚还是阳虚，再审清浊。

● 把脉讲求悟性

在中医里，把脉是很要求悟性的一门技术。因为从脉象里，能看出人气血的大小、多少，这样才能决定药量。药量实际上就相当于火候，就像煮药时是用文火还是武火一样，有相似的内涵在里边。

因为过去"传方不传火"，即方子可以传给后人，但是量不可以传，因为量是针对每个人而有所不同的。每个人的身体、气血水平不一样，就不能用同样的量。所以中医是一门个性化很强的医学，它是针对个人的。

● 关于把脉的时间、空间选择

《黄帝内经》讲究把脉是把平旦的脉、早起的脉。早晨人刚刚醒来时，人的代谢尚未进行，还未大小便、喝水等，此时的脉象最能反映其身体状况。其实，现在把脉很不容易得到这时的脉，对现在人讲，把"平旦脉"就是等病人和医生都心平气和时才可以进行，把脉要的是心情平静，医生抚摸或无意地碰病人的手，都可从中了解病人的很多信息。

如果病人路远迢迢、气喘吁吁而来，医生又着急下班，这时肯定把不准脉象，容易有大的失误。我还看到有医生在饭桌上给人把脉，这真是草菅人命，要不就是这医生根本不会把脉，因为病人刚刚吃过饭，脉象肯定有变，这样做是非常不对的。

把脉对空间也有要求，一定不可环境嘈杂。过去都是医生到病人家里看病，因为病人在家最放松，情绪最稳定。而且在病人家中，还可以观察到他具体的生活状态，对他因何生病会有更准确地把握。

现实生活中曾经发生过这样的事情，一个新婚的病人全身皆肿，医生把过脉后发现病人脉象平和，说明病人并无五脏之病，百思不得其解，最后终于发现，原来是这个病人刚刚结婚，家具都刚刚上了漆，中了漆毒，从而导致全身浮肿……如果这个病人到医院里，那么医生是发现不了病因的。所以，做医生难，做好医生，更难。

什么样的医生才是好医生——大医精诚

● 张仲景眼中"不负责任的医生"

东汉张仲景在《伤寒论》序中，曾经批评那些不负责任的医生："观今之医，不念思求经旨，以演其所知，各承家技，始终顺旧。省疾问病，务在口给，相对斯须，便处汤药。"这段话的意思是，你看现在的医生，不好好攻读古书，仅凭脑子里已经有的东西看病，只继承家里边祖传的东西，自始至终按这种方法去治病，只会夸夸其谈、随便说说，还没有了解病人情况，没有把望、闻、问、切这四项结果进行综合分析，就开始下处方，他认为这是医生很不负责任的地方。

在"切"上，张仲景也举了一个实例。他说有的医生把脉时就喜欢"按寸不及尺，握手不及足"，就是按了寸脉，没有按尺脉；

把了寸口脉，又不把趺阳脉。"明堂阙庭，尽不见察，所谓窥管而已。夫欲视死别生，实为难矣！""明堂"是指鼻子，"阙庭"指眉间，因为在望诊里边，这一块儿是很重要的，这部分可以表现人现在的脾胃和心火的情况。这些都没观察到，想要弄清楚生死大事，实在很难。这是张仲景对当时的一些医家不负责任的现象的批评。

● 柏拉图眼中的两类医生

古希腊的柏拉图也曾把医生分为两类：

一、为奴隶治病的医生。这类医生只管开药，不做任何解释。现在这样的医生太多了。

二、为自由民开药的医生。这类医生要跟病人交谈、开导、劝诫、讨论并说服，使病人参与治疗当中，以得到正常的生活和对生活的合理布局为重点。这才是未来医学的要点。

单靠科学意义上的对症下药，不能帮助病人和病魔斗争，或者找到患病疾苦的意义。除了医学能力，医生还需要会倾听，理解并尊重病人。更高的医生要直指人心，切中要害。

● 什么样的医生才是好医生？

那么，什么样的医生是好医生呢？医生应该具备什么样的素质呢？药王孙思邈曾经写过一篇非常有名的文章：《大医精诚》。他强调了医生应具备的素质：第一，要学术精；第二，要有慈悲心，有一份对生命的尊重，这是很重要的医者态度。

孙思邈还认为，要想言于医道，必须涉猎群书。因为不读五经，不知有仁义之道；不读三史，不知有古今之事；不读诸子百家，则不能默而识之；不读老庄，不能任真体用；不读内经，则不知有慈悲喜舍之德。

现在的医家，一不读五经，二不读三史，三不读诸子，四不读老庄，五不读内经，所以并不是真正的好医生。

　　总之，现代的人，求术的人多，求道的人少。每每看到庸医误人，而无法救百姓于水火，这种情况总是令人痛心疾首。

　　医生是什么人啊！是敢于与死神争夺生命的人，也应该是把无常看得真真切切的人。既然这样，医生就应该多一些悲悯，多一些将心比心，人类，是要携手共进，才能往前走得长远啊！

六

生病的四个层次与中医对治法

　　现在我们来细说生病的四个层次和中医对治方法，仍以"扁鹊望齐侯之色"这个故事为例子。首先，它涉及一个望诊的问题，扁鹊都是每隔五天去看望齐桓公，为什么是每隔五天？

　　《黄帝内经》认为："五日谓之候，三候谓之气。"即五天为一候，三个五天即 15 天就为一个节气。这句话是说，每过五天事物就会发生一些很微妙的变化，而这些微妙的变化，只有像扁鹊这样的大医才能够透彻地看到。

第一个层次：肌肤受邪及其中医对治法

　　在"扁鹊望齐侯之色"的故事中，我们讲了疾病的层面和对应的治疗方法。疾病在中医学里，基本上分为四个层面。第一层是肌肤受邪，就是所谓的腠理受邪。

　　针对这一个层面，中医会有一些特定的治疗方法，比如像热敷法、熏蒸法，还有刮痧、拔罐等，现在众所周知的推拿、足底按摩等，这些也可以解决肌肤受邪的问题。

第二个层次：经络受邪及其中医对治法

扁鹊过了五天，再去看齐桓公，就发现他的病已经到血脉，这是第二层，叫经络受邪，对中医而言，此时一般会采用针刺疗法。其实，经络学说是中医里最独特的学说，这也是到目前为止，全世界的医学对中医学认识的一个要点。

中医一向很强调经络，从某种意义上说，经络是一种"活体版"：人活着时，气血旺盛，就能够形成经络；人死了之后，经络就没有了。目前在尸体解剖的时候，就找不到经络。这是因为经络是一种生命现象，是一种活体现象，就好像铁路线路，走的人多了，这条线路就旺盛；而那些大的站点就如同穴位，是气血出入转输的地方。如果哪一天这条路没人走了，也就会渐渐地荒草杂生，不能使用了……人活着，气血足的话，经络就是通畅的；如果人气血衰败，慢慢地经络就会堵塞，它所连缀的脏腑就会出现很大的问题。

● 家庭养生准则——保持经络畅通

中医认为经络可以断决生死，因为经络连缀着五脏六腑，人的哪个脏器出现了衰败，经络就会有所显现，所以说它可以判断生死。经络也可以"处百病"，即判断百病，还可以知道虚实。所以关于经络有一句很重要的话，叫作"不可不通"。目前中医治病也是因循这条原则，就是通经脉。

人体是最精密的组织结构，它会知道哪个部位气血虚了，如果身有余力，它自然会往那儿补，或者往那儿运行，如果它没有做到这一点，就说明它现在气血不够。

保持经络畅通的方法有二：**一是快乐**。人高兴，经脉就通畅；

人生气，经脉就会被憋。这也是为什么"笑一笑，十年少"的原因。**二是勤锻炼**。比如练"易筋经"，每个动作不仅在抻拉筋，而且在疏通经脉，所以说人"筋长一寸，多活十年"。二者加起来，就多出 20 年寿限啦！

● 身体比大脑更聪明——先保命，后治病

人体有一个最经济的原则，就是一定要先保住命。即如果得了病，现在治不好，那么我要先活着，先保命，等气血慢慢补足了以后，再去解决疾病的问题。所以我们说到人体的时候，经常会提到一个观点：在人生当中，人做事是可以努力的，但是如果身体满足不了你的需求，你就不要去过分地使用它，不要过分地努力。这就好比学习，如果你的成绩是 50 分，那就不妨努力一下，但如果你是 20 分，那就再学习一年算了，如果强努的话，不仅收效不大，还会伤害自己。

在现实生活当中，我们经常会看到这样的情形，有的人身体已经很不好了，但是他会对医生说："你等我十天，等我把这件事忙完了，我肯定会回来看病。"可是没等到第十天，他就已经倒下了。这就是因为身体比大脑更聪明，有时大脑意志可以继续撑着，但是身体已经不能撑了；即使勉强撑着，也会像"泡沫经济"一样，等泡沫一落下去，人就是虚证了。

● 为什么虚证患者扎针要谨慎？

针刺疗法有一个很重要的内涵，就是它利用的是人体的"排异反应"——针就如同异物，一旦扎进身体，人体就会调动气血过来，试图把这个异物排出去。这时这条经脉的气血就相应地足了起来，所以扎针就相当于把别的经络的精气调过来，暂时补给需要精气的经络，有点"拆东墙补西墙"的意味。比如肺经不足时，可以扎大肠经的穴位，但如果人是虚证，扎针就要很小心，假如别的经脉精气也不太足，这个时候将气调来调去，对身体就会有不好的影响。

● 为什么体虚者不宜按摩？

在按摩里也存在这个现象，身体特别虚的人，我们一般不建议他进行按摩治疗，因为按摩其实也是调元气到肌肤这个层面。如果人体内部元气已经很空了，按摩师还拼命地在表层调他的元气，甚至揉得身上青一块紫一块的，这也相当于"瘀血"，元气就会上来破它们。按摩时，人体会觉得很轻松，不适能得到缓解，但是过后他身体会更虚，身体的疼痛还会继续加重。

第三个层次：脏腑受邪及其中医对治法

第三个层面，是脏腑出现病变。一般脏腑出现病变，就要用药了。中医用药，有一个基本的原则，就是"用药如用兵"。

中医说开药是"开方子"，为什么？"方乃正也"，也就是说开的是一个正确的方向。中药讲究配伍，配伍就是要守"方正"的原则，不能乱来，乱来就是怀揣着"希望瞎猫可以碰上死耗子"的心理。

比如说，有人咳嗽，医生就把中药里能治咳嗽的药都用上，这就是乱来。这样乱开处方不仅治不好病，还会延误病情。如果中药里有九味药是去胃酸的，医生把这九味药都开在药方里，他毫无疑问就是一个庸医。那只能叫开药，不能叫开方子，因为方子是有"道"的。

● 中医开方子，配伍要精准

用西医思维治病，即使开的是草药，也是西医；用中医思维治病，哪怕开西药，也是中医。所以看一个人是不是中医，不看他是洋人还是中国人，不看他开什么药，而要看他脑子是怎么想问题的。

上医开方子就像在为我们的生命画一幅画或谱一首美妙的曲子，就好比"桂枝汤"一方，是由五味药（桂枝、白芍、甘草、生姜、大枣）组成，里面没有一味治感冒的药，可是把它们放在一起就可以把感冒给治好，这就是因为它配伍精准，非常和谐。

作为医生，就要和上战场的将军一样，明白自己到底要做什么，要集合几支部队去打敌人，并不是自己人多就可以打败敌人，将军打胜仗最关键的是要靠排兵布阵。

第四个层次：病入膏肓（骨髓）及其中医对治法

病入骨髓和病入膏肓是一个概念，扁鹊说人病入骨髓时，司命之神也没有办法进行救治。但是在中医里，还有一种方法，就是灸法。现在国家也在大力提倡这种方法，正在努力研究。如果要治疗这个层次的病，大家可以去采艾草，然后用艾绒在身体的某一个部位实施灸法。

中国传统的治疗方法叫"针石汤火"，这个"火"指的就是灸法。古代是拿灸法当作养生法来使用的，每年都要重灸身体的某些穴位，最后达到养生的目的。

以上就是中医里所谓的四诊和疾病的四层以及相应的治疗方法。

曲黎敏生命智慧

◆按压人体的百会穴会提升我们身体的阳气。

◆大医孙思邈认为，要想言于医道，必须涉猎群书。

◆口中言少，心头事少，腹里食少，自然睡少，有此四少，长生可了。

◆汗为心液，大汗会损伤心脏；但不出汗，心就会被憋，情意也会被憋。

◆人每发出一个声音，都代表着一种情感的表达，而感情又是从身体中发出来的，所以声音本质上是五脏六腑的表达。

◆中国传统文化，非常强调"听话听音"，即一定要知道他这句话背后要传达的意思，一定要从他的语调、声音上去把握，这是很重要的。

◆中医认为经络可以断决生死，因为经络连缀着五脏六腑，人的哪个脏器出现了衰败，经络就会有所显现，所以说它可以判断生死。

◆用西医思维治病，即使开的是草药，也是西医；用中医思维治病，哪怕开西药，也是中医。所以看一个人是不是中医，不看他是洋人还是中国人，不看他开什么药，而要看他脑子是怎么想问题的。

—第三章—

人生智慧与养生智慧

孔子说"君子三戒"，就是指少年时，戒之在色；壮年时，戒之在斗；老年时，戒之在得。

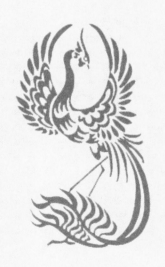

一

扁鹊的医术传奇与境界

我们讲了对医生的要求，医生要做到精和诚，医术要高，要有慈悲心。但是目前，医患关系是有一点紧张的。其实，从某种意义上来说，治病的过程中患者的作用也不容忽视。

传统医学认为祛除疾病、恢复健康的主导因素在于患者，医生只不过是一个重要的有影响的外在因素（积极或消极两方面均有可能）而已。因此传统医学非常重视医患关系中患者的地位和作用。

但《史记·扁鹊仓公列传》最后提到，扁鹊"故病有六不治"，也就是说，有六种病人他不去治，是哪六种呢？

扁鹊的"六不治"

● 骄恣不论于理

如果这个病人特别不讲道理，医生就不要给他治病。比如当扁鹊第一次看见齐桓公时，说齐桓公有病在腠理，不赶快治，将加重病情。但齐桓公很多疑，认为扁鹊很缺德，只是想赚他的钱。医生好心告诉他，他还误解医生，像这种情况下，医生就不要给他治疗了。

● 轻身重财

一个是命，一个是财，孰轻孰重，折腾得人要死，您看中国人的成语：轻身重财、图财害命、要钱不要命……好像最终人都奔着钱去了。就算大伙都知道10000000000那数字前面的1就像身子骨一样重要，那1一倒下，就什么都没了，可人们还是对后面无数的0着迷。或许这就叫作"悟则易悟，了则难了"吧！

"轻身重财"一方面是说人心疼钱，宁死不看病；另一方面，有些人拼命工作，拼命挣钱，储蓄了金钱，透支了健康。现在有这样一种说法：40岁之前拼命挣钱，40岁之后花钱买命。殊不知，等到那个时候，人的元气已经亏失透支太多了，再想花钱买命，不见得就能买得到。

现在很多人英年早逝，就是因为他们年轻时，透支太多，元气都没了，神仙也救不了。像这种对自己的身体从来就不知道爱惜、只是追求外在事物的人，统统都属于"轻身重财"型，扁鹊也是不会救治的。

现在社会又出现了另一种人，他们认为只要有钱，就没有治不了的病，整天冬虫夏草、灵芝人参吃着，这也是非常错误的想法。金钱可以让人享受舒适的生活，但不能变成元气。元气的恢复靠的是正常的睡眠和吃饭，以及精神的愉悦，而这些，恰恰是用钱买不到的。

总之，**穷不养生，穷无止境；富不养生，富不长久。**

● 衣食不能适

"衣食不能适"相当于郭玉所说的"好逸恶劳"型。比如医生让他吃饭、喝酒要有节制，但是他不听，仍然暴饮暴食、大量饮酒。现在很多人都知道过量喝酒不好，但是男人在外面工作压力大，再加上应酬多，往往会饮酒过量。所以男性肾虚的、得肝病的特别多。

有些人明明知道喝酒对肝不好，可是还要喝，他们说戒不掉，像这种都属于"衣食不能适"。医生教他如何穿衣，如何吃东西，他都不肯听，不愿意建立一种健康的生活方式，医生对这种病人也是没办法的。

《黄帝内经》里谈到了天地万物，无所不包，它不是在讲一个单纯的生病治疗的道理，而是在讲天地万物一个总体的规律。它并没有过多地提到药的问题，它就是告诉大家，如果能够去掉或减少自己的欲望，"因天之序"，好好生活，人就不会生病。

所以《黄帝内经》实际上讲的是如何不生病的道理，它的前提不是建立在如何治病上，而是建立在如何不生病上。我个人认为，古人对健康教育是非常重视的。

● 阴阳并藏气不定

所谓阴阳，在人体里边指的是气血。如果五脏气特别足，神明就会显现出来；如果人的气血错乱，五脏神明就会乱。人的神魂意魄志受到干扰，藏气就不再定了，魂魄也就会乱，这种情况下医生也没法医治。

有的人认为，看病不一定要找最好的医生，找水平中等的医生治也行，只要不碰上庸医就好。其实，无论什么医学，医生绝对没有中等之说，要么就是好医生，要么就是庸医，因为医生一旦下错了药，就会出现很大的问题，好医生也变成了庸医。如果病人曾经被庸医下错过药，身体之中阴阳错乱、藏气不定的话，即使找到扁鹊，扁鹊也没法治了。

● 形羸不能服药

"羸"就是特别弱，如果病人身体特别弱，连汤药也服不进去，就没法治了。如果病人能碰到合适的医生，可以试一试灸法，或许还能治愈。

● 信巫不信医

就是病人只相信巫师，不相信医生。在扁鹊行医的那个时候，有医生和巫师这两种互相对立的职业。以现在来说，就是只信中医不信西医，或者只信西医不信中医。其实，只要你看医生能不能把医理讲得很透彻，或者看疗效如何，就可以自行判断选择哪一种治疗方法。

这就是扁鹊的"六不治"。

中医"病有十不治"

中国古代还有"病有十不治"的说法。

● 纵欲恼淫，不自珍重

即人过分地放纵自己的欲望，不知道爱惜自己的身体，这种人不能治。作为病人，首先要学习爱自己。如果不爱自己，就谈不上去爱别人；如果不珍惜现在的这条生命，也不会去想未来的问题。

● 窘苦拘囚，无潇洒之趣

假如这个人整天郁闷难受，总是不开心，没有一点情趣爱好，医生也没法给他看病。这种情况在现实生活中也有很多，比如有的人对任何事情都不感兴趣，成天灰心丧气。最简单的方法就是培养点爱好，比如读书、园艺、刺绣等，老了以后，即使喜欢遛鸟也可以，这也是人生的一点点寄托。

● 怨天尤人，广生烦恼

古人认为君子是"人不知而不愠"，而"小人多怨"。就是说别人要是不了解他，他也不怨怒别人，这样的人才可以称之为君子；而反过来，如果他总是在那儿抱怨，永远觉得天底下的人都对不起他，这种人会广生烦恼，而烦恼不去，病就不会好。所以人要正确地看待人生。

● 今日预愁明日，一年常计百年

这就是典型的杞人忧天。有一些老人就是这样，一天到晚瞎操心，明明知道儿女不会听自己的，还没完没了地管，儿女若不听话他们就会生气，就会得病。如果不把这种瞎操心的毛病改掉，即使吃药恐怕也很难对身体有好处。

● 室人聒噪，耳目尽成荆棘

"室人"就是屋里人，指妻子。这条是对女人的一个要求。女人一天到晚在屋子里唠叨，丈夫回到家，也没个清静之所。其实，家是最自由的地方，是人们最随性的地方，在家里我们就应该保持一种最放松的状态。

如果丈夫在外面辛辛苦苦工作了一天，回到家之后，妻子还没完没了地叨唠，即使丈夫自己想快点把病养好，也办不到。因此对太太的要求就是女人要宽厚、要仁慈，这样家庭才能够健康、有序地向前发展。

● 听信巫师祷赛，广行杀戮

过去巫师作法的时候，经常要杀鸡，或者宰羊，取点动物的血。中医里有一句话叫作"杀生求生，去生更远"，如果病人通过杀生的方法来延续自己的这条命，那离生命的本意就更加远了。

● 寝兴不适，饮食无度

"寝兴不适"就是该睡觉的时候不睡，不该睡觉的时候总睡；"饮食无度"就是该吃饭的时候不吃，不该吃饭的时候总在吃。违反规律的事，当然对身体不好。

● 讳疾忌医，使虚实寒热妄投

即讨厌别人说自己有病，或者是今天相信这个医生，明天又相信另一个医生，这对治疗是很不利的。其实这种人是急功近利，他总是希望有个医生用一俩服药，就能马上把他的症状消除。但是人得病不是一天两天得的，是"积劳成疾"，是有时间延续关系的。

如果病人看了一个医生，吃了一俩服药，没解决，就马上换医生，这对治疗一点儿好处都没有。因为医生的水平参差不齐，这个说是寒证，开了补药；那个又说是热证，开寒药。你胡乱地把虚实寒热的药都给吃下去，麻烦就会越来越多，不仅治不好病，身体也会越来越虚弱。

● 多服汤药而涤荡肠胃，元气渐耗

有些患者不明医理，喜欢用偏方。他今天听来一个方子，就开始用这个方子，喝了几天，又听来另一个方子，赶紧换着喝。他没考虑到这些药是否真的对自己的身体有益。如此这般，胡乱吃药只会造成元气渐耗。

● 以死为苦，与六亲眷属常生难割舍之想

这种人就叫思想不通透的人，所谓"不通透的人"就是"想不开的人"，一天到晚想着自己如果死了怎么办，恨不得天天吃长生不老药；经常和家里人说"我舍不得你们，我不能死"，这种态度就是贪生怕死。

扁鹊的"六不治"和中医的"十不治"，实际上都是想让大家在医患关系方面处理得更好一些，患者一定要相信自己的力量，一定要改变自己的生活方式和求医态度。身体健康的人可以去读书，认认真真地学习，培养情趣，这样也会使我们的人生得到某种程度的放松。

扁鹊是中国医生的最高境界和典范

扁鹊到处行医，给天下的人治病，而且能够随俗为变，技术全面。

他走到洛阳，发现这里的人非常尊敬老人，因为洛阳是周朝的故都，是推崇孝道的地方，所以他在洛阳就当老年人的医生，专门治老人经常出现的眼花、耳聋。

自古燕赵出美女，邯郸的美女也因此有机会嫁给王侯，她们为了争宠就争强好胜，又好嫉妒、生气，结果伤及乳房和子宫，出现妇女带下症。扁鹊到了燕赵，就做妇科医生。

等他到了秦国，秦国人很喜欢小孩子，因为秦国经常和别的国家打仗，所以特别注重对后备军的培养，扁鹊就专门治小孩子的病症。可是没想到，秦国的太医令李醯非常嫉妒扁鹊的才华，就派人把扁鹊杀死了。

我们可以看到，扁鹊既做妇科医生，也做老年科医生，还做儿科医生，实际上说明了中医是不分科的，它注重的是医理。中医认为：不管男女老幼，人的所有病症，都围绕着两个字——阴阳。如果把医理阴阳弄清楚了，什么样的病都可以治。因此扁鹊成为中国医家的最高境界和典范，他高妙的医术和慈悲的心地，永远值得我们后人去怀念。

二

寿限与养生

世界卫生组织日前发布的"2009 年世界卫生统计"显示，全球人类的平均寿命是 71 岁。日本人的平均寿命是 83 岁，日本仍然是世界上最长寿的国家。据日本共同社报道，如果按性别来分，日本女性的平均寿命是 86 岁，也居世界第一。

中国古代认为人的寿命应该是"上寿百二十，中寿百岁，下寿八十"，用这种观点来说，人应该活到的最高寿限，实际上是 120 岁。现代科技对人类自然年龄有三种推算，一种是"自然系数"学说：用生长期乘以寿命系数，约为 125 岁；另外两种是"细胞分裂学说"和"性成熟期"学说，这两者都认为人的正常寿限应该是 120～140 岁。

人为什么活不到天年？

为什么在天地之间，所有的动物都可以活到自己的自然寿限，而只有人活不到，原因何在？其实，最根本的原因，就是人站立起来了。人的直立导致了人的呼吸方式和运动姿势以及消化功能各方面的变化。

● 原因之一：人的呼吸方式发生了改变

除了人以外，动物均是腹式呼吸，因为动物都是趴着的。其实，大家可以观察一下，自己躺着和站着时呼吸方式是不一样的。动物采取爬的姿态，导致了它们以腹式呼吸为主。腹式呼吸的优点就是可以充分发挥肺细胞的功能，增加肺活量。

　　而人类只有在胎儿期和婴儿期是以腹式呼吸为主的。人自从学会走路，就从腹式呼吸转变为胸式呼吸了，这是一个很大的转变。胸式呼吸导致人体大部分的肺细胞长期闲置不用，减少了肺的活性。这是人活不到自然寿限的一个原因。

　　中医讲一呼一吸叫作"息"，"人一日一夜，凡一万三千五百息，脉行五十度，周于身。"人的一生，"息"基本上是一个定数。那么什么是"息"呢？"息"上是自，是鼻子的象形字，下面是心，所以息指鼻子与心的关联，是里气与外气的交通能力。现在很多人只能呼吸到胸口，吸不到丹田了，就会有胸闷气短的问题，严重的就会肾不纳气，甚至哮喘。

　　中国的道教医学试图用胎息的方法来解决这个问题。所谓胎息，就是尽量把口鼻呼吸转为腹式呼吸。比如我们现在认为，呼吸就是喘气，但是道教医学对呼吸有严格要求，认为鼻子是用来吸清气的，嘴巴是用来吐浊气的。在这一呼一吐之间，有一个标准，叫作"绵绵若存"，即放一根羽毛在前面，吸气时不可以让羽毛吸到鼻孔里，呼气时也不能让这根羽毛动，这是一种很沉缓的呼吸法。

　　后来道教在胎息方面，还有一些具体的方法，比如说行气、吐气的方法，还有存思、守窍等。中国也有少林易筋经、太极拳等，都讲究"以形领气"，就是通过摆一定的姿势来改变呼吸方式。

　　现在有些人认为要用意念去引导呼吸，但是这种方式容易打乱人的气机。我们是普通人，不见得非要去练腹式呼吸，但是可以通过锻炼的方式，来增加自己膈肌的力量。

胸式呼吸与腹式呼吸

项目	胸式呼吸	腹式呼吸
使用者	人会走路后，就从腹式呼吸转变为胸式呼吸	①动物以腹式呼吸为主 ②人在胎儿期和婴儿期，以腹式呼吸为主
说明	导致人大部分的肺细胞长期闲置不用，减少肺的活性	可以充分发挥肺细胞的功能，增加膈肌的力量

● 原因之二：人的运动姿势发生改变

为什么现在越来越多的人患心脑血管病？这和人的一个姿势有关，就是人的站立。由于人的直立姿势使大脑极容易缺血、缺氧，所以容易发生心脑血管疾病。

（1）在行走坐卧中养生——站有站相，坐有坐相

人用直立的运动代替爬行，使得身体的一个部位负荷过大，这个部位就是脊柱。所以现代医学中，有一些人就试图通过调整脊柱来治病。比如人若感到胸闷、颈椎不舒服，有可能是和脊柱、颈椎错位有关；而这种不舒服会导致手脚的指尖麻木。

中国养生法强调，人应该从行走坐卧当中去养生，就是站要有站相，坐要有坐相。站的时候一定要找到身体的中轴线，使它不偏移，就是从天门到地户、从百会到会阴的这条中轴线不偏移，那么人体的气机基本上就是顺畅的。

（2）痔疮的家庭治疗法——趴、躺、爬、蹲

还有"十人九痔"的现象也和人的站立姿势有关。动物很少患痔疮，而在人身上就会经常出现痔疮，这实际上是和动物的直肠不会受到很多压迫有关，而人的直立和长期的坐姿会造成直肠压迫感。

面对痔疮，如何解决？比如在家里可以经常保持趴着、躺着或者爬的姿势。爬的姿势是很重要的，如果小孩子在成长过程中爬得好，他整个身体的协调性就会很好。另外，也可以经常蹲下，就像蹲着用抹布擦地的姿势一样，痔疮也会有所改善。

（3）为什么现在"足疗"这么热门？

为什么现在"足疗"这么热门？其实，这也和人的直立有关，因为站立姿势会对脚腕造成伤害。我们的足部每天承受的压力是超出我们想象的，而且足部有六十多个穴位，它需要一定的休养生息。

（4）导引术——缓解心脏压力的简易法

由于站立的姿势使得人的心脏压力变大，相对于爬行姿态的心脏状态，它只会产生一些微小的运动，从而导致心脏的功能减退。针对这种情况，中国传统医学基本上是采取导引的方法。导引术有几大好处，它可以调节人的气血，可以消化水谷（食物），还可以祛风邪、长气血。如果人掌握了某一个导引术，比如24节气导引，或者是学学"易筋经"，练练八段锦，对人的身

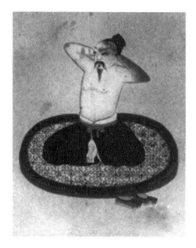

导引图

体都有益处。关于导引术，我在《从头到脚说健康2》中做了大量的讲述。

（5）日常家用养生法——叩齿、蹬足、鸣天鼓

对于老百姓来说，导引术还是比较陌生的。其实，在日常生活中，也有几个很简便的方法可以用。

叩齿：比如刚刚睡醒时，就可以采取"叩齿"的方法。叩齿就是敲击牙齿，可以强肾，使肾和膀胱的气化功能增强。叩齿可以使唾液增多，然后慢慢地咽下这些唾液，一口分36次咽下，刚开始可能很难做到，但是如果每天坚持去做，对身体会有很大的帮助。

蹬足：睡觉之前，可以抻拉膀胱经，就是你要蹬足，即脚尖向内收，使劲抻拉你的脚后跟。因为足跟走的是膀胱经和肾经，所以经常抻拉这两条经脉，可以预防衰老。

鸣天鼓：最关键的一个方法是"亥寝鸣天鼓"（亥时是指晚上九点到十一点），就是夜里要睡觉的时候，一定要鸣天鼓。如何鸣天鼓？就是敲打后脑勺，用两手的掌心，也就是劳宫穴，捂住耳门，即两耳孔，用后面的食指和中指敲打，可以敲36下或者72下。

● 原因之三：人的消化功能发生改变

人活不到自然寿限和消化功能的改变是有关系的。人和动物相比，人的消化功能现在处在一种极度萎缩的状态，比如动物可以吞食食物，而人的吞食能力已经很弱了，这极易导致现代人的一些所谓的"代谢病"。

中医一向以脾胃为本，在过去的道教医学里，是用吃丹药的方法来增强人的消化功能的。现在我建议大家，只要好好吃饭就可以，不过要吃一些清淡的食物。因为我们讲过，人之所以活下来，是靠每天调一点点元气，而调元气的东西是盐，如果吃得太咸，就会过多地调动元气，过犹不及。如果保持清淡，又能够合理饮食，对我们的消化系统就很好。

比如春天，一定要多吃主食。如果家里有老人，而且有老病根，一般不能让他们吃新粮食，因为新粮食生机太旺，容易把老人的老病勾出来，因此最好吃陈粮。夏天的时候不吃冷饮，多吃一些温热的东西，秋天可以吃一些酱，冬天可以略微饮一些酒，这些对我们的消化功能都非常有益处。

● 原因之四：人的循环功能发生改变

人的循环功能发生改变，也会使人活不到自然的寿限。如今在我们的生活当中，已经很难去感受什么叫春夏秋冬。我们夏天用空调，冬天用暖气，人的微循环系统就会慢慢变弱，会越来越不适应外面的气候。这也会造成人体的一些变化，比如说心血管会极容易硬化，以至于缩短寿命。

● 原因之五：情志因素

人是有情志的动物，人的情绪变化多端，也会造成人活不到自然的寿限。有的人情绪经常阴晴不定，有的人甚至会"大戚而亡"。过去认为只有大人才会有情志的问题，其实现在很多小孩子也会有情志、心理问题，比如会有过度压抑的问题，这都是由于欲望所造成的。

就是以上五种因素，造成人现在很难活到天年（自然寿限）。

为什么人活不到天年

寿命缩减的原因	为什么很难活到天年？
呼吸方式改变	胸式呼吸，导致人体大部分的肺细胞长期闲置不用，减少肺的活性
运动姿势改变	人的直立姿势，容易造成心血管疾病、痔疮、脚腕受伤等问题
消化功能改变	吞食能力已经变弱，极易导致现代人的"代谢病"
循环功能改变	微循环系统慢慢变弱，会越来越不适应外面的气候
情志因素	人的情绪变化多端，也会造成人活不到自然寿限

《黄帝内经》对人天年的描述

《黄帝内经》中有关于人的生命周期的一些说法，具体阐述了人在人生的某个特定阶段血气和行为的某种关联性。

人生十岁，五脏始定，血气已通，其气在下，故好走（跑）。二十岁，血气始盛，肌肉方长，故好趋（快走）。三十岁，五脏大定，肌肉坚固，血脉盛满，故好步。四十岁，五脏六腑十二经脉，皆大盛以平定，腠理始疏，荣华颓落，发颇斑白，平盛不摇，故好坐。五十岁，肝气始衰，肝叶始薄，胆汁始灭，目始不明。六十岁，心气始衰，苦忧悲，血气懈惰，故好卧。七十岁，脾气虚，皮肤枯。八十岁，肺气衰，魄离，故言善误。九十岁，肾气焦，四脏经脉空虚。百岁，五脏皆虚，神气皆去，形骸独居而终矣。

衰老，是人的阳气的衰落，《灵枢·天年》讲衰老跟年龄的关系十分密切。人就从小孩时的好跑，再到后来的好走、好步、好坐、好卧、言善误，这说明衰老首先是从脚下不灵便开始的，一直往上，这是气的停滞，气停滞在哪，人的衰老就到与之相应的年龄相关。比如看一个人坐时老喜欢靠背，阳气就衰到背了，在往上走了，该人的生理年龄实际已大于40岁了。

● 10 岁：气血在根部，脏器刚稳定下来

"人生十岁，五脏始定"。少年时期，人体的脏器刚刚稳定下来，这个时候人的"血气已通，其气在下"，此时少年阳气充足，从丹田生发可达四末，因此脚部阳气也充足，所以小孩子喜欢跑，而且是跑跑跳跳。

● 20 岁：气血旺盛，长肌肉，喜欢快走

20 岁时，人"血气始盛，肌肉方长，故好趋"。"趋"是快走的意思。即 20 岁的时候人的血气开始旺盛，并且长肌肉，喜欢快走。

● 30 岁：五脏六腑安定，肌肉生长达到顶点

30 岁时，人"五脏大定，肌肉坚固，血脉盛满，故好步"。人30 岁的时候，身体五脏六腑基本都已安定下来了，肌肉的生发和生长都已经达到了顶点，这个时候人就喜欢大踏步地走路了。

● 40 岁：器官开始衰退，爱坐不爱动

40 岁时，人"五脏六腑十二经脉，皆大盛以平定……故好坐"。

即人40岁的时候，人的身体各个器官都已经开始走下坡路，肌肤腠理都开始出现了变化，开始出现衰退的迹象。比如"荣华颓落"，"荣华"指面色，即人的面色也不像年轻的时候那么红润光泽了；人的头发也开始变白，开始喜欢坐着，不太愿意活动。

古人说，"久坐湿地伤肾"，人总坐在一个地方不活动的话，也会慢慢地耗散元气。不活动了还会耗散元气，有这种事情吗？会有的，因为人不太活动，湿气就偏重，湿气如果偏重，身体中的寒邪之气就会化不开、带不走，总在身体里淤积。这样会造成经脉不通畅，人体就会多调元气上来，把寒邪破掉。从这个角度来讲，人最起码从40岁开始就应该注重养生的问题了。

我建议大家在这个年纪要多活动，让自己的气血充分地运化起来，增强自己的代谢，把湿气带走。因为在现实生活中，大家经常会发现人到了40岁以后，体态各方面都会发生很大的变化，实际上这和人身上的气血有关，也和日常生活当中的一些不良习惯，比如不爱运动有关。

● 50 岁：气机减弱，肝气衰退、眼花

50岁时，人"肝气始衰，肝叶始薄，胆汁始灭，目始不明"。即人的生发之机已经开始衰退了。《上古天真论》曾经说过：人一般到了四五十岁的时候，生机已经很弱。这时大概阳气衰退在背了，所以人不仅好坐着，而且好靠着。

比如老年人得病，吃药就得吃很长时间，因为他的整个气机减弱，生发能力极度衰退，只能靠不断吃药来慢慢恢复自己的脏腑功能，带走一些疾病。此时，人眼睛也开始花了，有一种说法，叫"花不花四十八"，即人到了48岁左右，眼睛就开始花了。眼睛花这个象，实际就是肝气衰退的象。

● 60 岁：气血不足，思维减退，喜欢躺着

60岁时，人"心气始衰，苦忧悲，气血懈惰，故好卧"。60岁

时，人想问题就很难想得周全了，因为只有心气很旺时，人的思维才能够敏捷；心气不足，思维能力就会减退。这个时候人的情绪上也会出现一些不稳定的状态，人身体的气血也是处在一种相对停滞的状态，在日常生活当中，人就总喜欢躺着。

● 70 岁：脾胃虚弱，皮肤干枯

70 岁时，人"脾气虚，皮肤枯"。即人的后天脾胃已经很虚弱了，脾胃一弱，吃得就少，变化出来的水谷精微就少，气血能够往外带动的能量也会降低，皮肤腠理得到的气血和精华也就少了很多，皮肤就会干枯。

● 80 岁：肺气衰败，说话不清楚

80 岁时，人"肺气衰，魄离，故言善误"。即人输布全身气血的功能开始减退，会出现魂魄分离的象，导致说话经常说不清楚，或说颠倒话，或像中医里所说的是"谵语"一样，一句话没完没了总在说，这些都是人 80 岁时肺气衰败的象。

● 90 岁：肾气衰败，四脏跟着空虚

90 岁时，人"肾气焦，四脏经脉空虚"。即人的肾气开始衰败，其余四脏也都跟着空虚了。人在生命当中，大家一定要记住，只要肾气一衰，人的全身气血都会衰。而肾精又是从中焦脾胃来的，中焦脾胃一衰，人全身肯定开始虚弱，这里边都是有一定相关性的。

● 100 岁（将死时）：五脏六腑很虚弱，魂魄全都分离

100 岁时，人"五脏皆虚，神气皆去，形骸独居而终矣"。这里的"百岁"实际指的是人的一种"将亡之象"，就是人要死的时候，五脏六腑会很虚弱，魂魄全都分离，思维能力、想象力全都没有了。

以上说明，我们可以看出人体的行为、思维和脏腑都是由气血和阳气来支撑的，如果阳气不足，气血缺失，就会造成身体的衰败和衰亡。

嵇康的"养生五难"

中国古代一再强调养生实际上是很难的一件事，难在哪里呢？嵇康写过《养生论》，他曾经提出养生有五个难处：

● 名利不灭

如果人对名利的欲望不消除，要想养生，难上加难。因为欲望总在那里调着人的元气，这样会对人的身体造成极大的伤害。很多老人说，现在利也不要了，名也不要了，就可以养生了。但是他肯定还有一点想要，就是想让大家说他好。

我们现在都有这个误区，觉得做什么事，都要得到大家的肯定。这是不可能的，因为众口难调。如果一个人总想着"我做这件事让这个人不高兴，让那个人不高兴"，那日子就难过了，别说养生，连自己的生活都不可能过好。如果这个想法也去掉的话，人就没什么烦恼了，这样才能够养生。

● 喜怒不除

怒伤肝，喜伤心，如果人不能合理地控制喜怒，就会很有问题。中国文化不是说让人不喜不怒，"喜怒不形于色"这种事情，也不是一般人能做到的。人会喜怒形于色也不见得是坏事，只要不过度、懂得节制就好。一个人不可以总让自己处在发怒的状态或者忧郁、恐惧的状态，这需要大家有意识地去克制。

● 声色不去

人活着是需要一些享乐的，但是享乐要通过读一些书、培养一些情趣来获得，而不能靠纵情声色。毕竟凡是使你舒服的东西，都是调肾精的，这种东西会造成人的很多疾病。所以说，声色如刀斧，会削伐人的寿命。

话说回来，完全能去掉声色的，是圣人。人有时还是喜欢拥抱亲吻的，所有的哺乳动物也喜欢这样做，因为平日老警惕着，怕别人伤害，气老憋着，体表就虚了，所以一抓一挠，气机就通了，就浑身舒畅。

● 滋味不绝

所谓"滋味不绝"表面上是指人好吃、好逸恶劳，实际上还是指欲望。其实我们会发现再好吃的东西，到最后人也可能忘记，当人得到满足以后，他肯定会把这个享受忘掉的。

穷苦人在最饿的时候所吃的东西，他可能会记住；但是享乐的时候，人所能够吃到的美味，都不会留下很强烈的记忆。比如八国联军攻打北京城，慈禧太后仓皇出逃，又饿又累时吃到农民进献的粗粮窝窝头，她一吃，仿佛人间美味。但等回到宫中，对御厨精心制作的窝窝头，觉得并不怎么好吃。

老子说："五色令人目盲，五味令人口爽"，从医学的角度讲，过分地满足自己的口食之欲，会对脾胃造成一定的损伤。

● 神虑转发

"神虑转发"就是指这个人一天到晚瞎想。中医认为，人"多思则神怠"，想得多了，人的心神就会疲惫；"多念则神散"，念头太多的话，人的神明就会散失；"多欲则损志"，欲望太多，就会对肾精造成一些很不好的影响；"多事则形疲"，如果不管大事小事，一定亲力亲为的话，人的形体就会受到伤害；"多语则气丧"，如果说得太多，就会使人的气机混乱。像这些都是"神虑转发"。

人如果拼命地运转自己，就会伤五脏之神明。"多怒则百脉不定，而多恶则憔悴无欢。""多恶"是什么意思？就是什么东西都讨厌，如果这样，人慢慢地就会失去享受生活的乐趣。

比如前几年有一个因"二手烟"患癌症的事件。这事是说在一个办公室里边，只有一个女的不抽烟，其余 12 个人都抽烟，她现在得了癌症，就控告这 12 个同事，因为她吸了他们的二手烟才得的肺癌。

为什么她会得癌，而别人不得癌？这里边有可推敲的地方。她属于那种"多恶则憔悴无欢"的人，因为她首先接受了一种观念：抽二手烟就会得癌。每当她身边的人抽烟时，她就开始不愉快、很痛苦，觉得人生特别难受，可她又不敢说，总是压抑着自己；而旁边那 12 个同事整天在那里高高兴兴地抽烟，只有她憋在心里，于是就她得了癌。

在某种意义上，她得癌和她的情志不舒有很大的关联。她应该摆脱掉这些不好的想法，不要总压制自己，如果真的讨厌同事抽烟，可以大声说出来，改变环境，或者去寻找新的工作，反正就是把这个情形改变掉，而不能以闷闷不乐的方式让自己生病。

西方医学也承认，得癌症的人一般都有"癌症性格"。所谓癌症性格表现为：心情长期处于忧郁、压抑的状态，心境不开朗，遇事喜忧不喜乐，看暗不看明。

三

人生的道德修养与养生

　　不要以为只有《黄帝内经》在讲养生，其实，中国文化的方方面面都涉及养生，儒释道都在讲养生，因为做人，就得考虑长远。考虑长远，就是养生。养生，就是明人性，立规矩；而不是懂几条经脉，会开几个药方。

　　养生不是吃补品，精是不能补的，所谓"亡羊补牢"，补的是篱笆，不是补羊，篱笆没补好，再买几只羊回来，羊还是要跑的。把毛病解决掉，把心性调好，就是坚固了篱笆。只要圈里还有两个羊（一公一母，一阴一阳），有阴阳就能生发，就能精足神足了。

孔子说"君子三戒"

　　关于养生的问题，孔子曾经提出过君子有"三戒"。所谓"三戒"是指什么呢？

　　● 少年戒色

　　首先，"少之时，血气未定，戒之在色"。就是说，人在很小的时候，气血未定，身体还没有成熟，不要过早地开始性生活。如果男孩子性生活开始得太早，将来就有可能导致不育；女孩子性生活开始得太早，就有可能导致不孕。因此，在年轻的时候，要从欲望上掌控好自己。

● 壮年戒斗

其次，"及其壮也，血气方刚，戒之在斗"。人到壮年的时候，血气方刚，此时，就不要过分地要强，不要过分超越自己身体的极限去做某些事，不然会强行拉动自己的元气，这样会对气血造成很大的伤害。

● 老年戒得

再者，"及其老也，血气既衰，戒之在得"。人老的时候，气血已经衰退，要从欲念上约束自己，不该自己得的就不要再去想了。这样，老人才能有一个健康、平稳的晚年生活。

以上就是孔子说的"君子三戒"。从这里可以看出，中国的传统医学很强调在日常生活和道德修养层面去把握自己，只有这样才能让自己的气血得以顺畅地发展。

君子的养生三戒

时期	养生三戒	原因	养生法
少年	戒色	血气未定	从欲望上掌控好自己
壮年	戒斗	血气方刚	不要过分超越自己身体的极限，去做某些事情
老年	戒得	血气既衰	从欲念上约束自己，不该自己得的，就不要再去想了

中国传统文化养生法

在日常生活中，我们应该如何调理自己？有没有一些具体的方法？传统文化中确实有一些让我们的生活更丰富、更养生的方法。

● 静坐

如果能够静坐下来，就可以让自己的气血长期地保持一种稳定和生发的状态。但由于现代人静坐往往不得法，反而造成了气血的瘀滞。所以一定要得法，不然就要避免用这种方法。

● 多读圣贤书、经典书

人一定要多读书，而且要读圣贤书、经典书、佛经，比如《黄帝内经》《道德经》《论语》等。读了这些书，人就会明白一个道理：医药并不能解决人的全部问题，因为除了身体的选择以外，人还有灵魂的选择。如果多读书，人就能够对世事看得通透一些。多读史书，就会使人明鉴，会看透历史到底是怎么一回事；多读经书，就能明白世间的规律到底是什么。

读了医书，人们最起码会知道，应该规避什么，应该怎么去做。比如生病的问题。通过读书，大家会知道：所谓医学的要点就是"因天之序"，即人一定要按照规律去生活。古人还说"天作孽犹可活，自作孽不可活"，如果出现天灾，人不会都死掉，比如碰到瘟疫，总有人能活下来。但如果人自己不珍惜自己，那就没办法了。圣人已经告诉人们很多规避灾难的方法，但有人偏偏背道而驰，不好好吃饭、不好好睡觉、没日没夜去上网，这就没有人能救他了。

● 远眺山水花木

人要看看天地自然的变化，如果只读书，不去看大自然的话，照样不能理解什么叫木火土金水，什么是阴阳的变化。远眺山水花木，就会知道什么叫生发，什么叫日落，什么叫花落。人老的时候，看到花落和日落，就会懂得生老病死只不过是人生之常态，而不会认为得了病就像天塌下来似的难以接受。这样的话，以平常心看待，我们对人生的很多问题都能看得很平淡。

● 常与朋友谈天说地

人活在世上，需要有一些志同道合的朋友，就像孔子所说"有朋自远方来，不亦乐乎"。如果能够有朋友和你共同交流人生的意义，分享你的幸福和苦恼，你的人生就会很快乐。人毕竟不是一个人活在这世上的，在社会里，每个人都要与他人和谐稳定地相处。

社会的组成需要人能够正常地交流，所谓正常地交流是指彼此之间可以和气、稳定、长久地交流，这种交流对每个人的身体来说都是一种财富。为什么是财富？因为西医认为人的健康包括几个方面：身体的健康、精神的健康、社会交往的健康。社会交往的健康就是指人们之间和气、稳定、长久的交流。

● 教子弟读书

人类文化是靠不断地传承才能继续下去的，如果能把自己的经验、人生感悟不断地教给后人，也是一种享受，也是一种养生。

当人们明白人体气血、阴阳、五脏六腑都是怎么一回事的时候，就会明白：**身体的健康，首先建立在五脏六腑的和谐之上**；当五脏六腑都和谐时，阴阳就会和谐；阴阳的和谐，就是人与人之间的和平共处。

有位哲人曾经说过，看一个社会的文明程度有多高，不是看这个社会建了多少高楼，建了多少豪华的设施，关键是要看这个民族、这个社会培育出来了什么样的男人和什么样的女人，看男人是否气宇轩昂，女人是否温柔敦厚。其实人情绪的不稳定，都是源于身体五脏六腑的不稳定。如果男人都能做到气宇轩昂，女人都能做到温柔敦厚，这个国家肯定就是一个君子国，这个社会就是一个和谐的社会。

曲黎敏生命智慧

◆胡乱吃药只会造成我们人体元气的渐耗。

◆穷不养生，穷无止境；富不养生，富不长久。

◆很多现代人不是死于疾病，而是死于不健康的生活方式。

◆得法的静坐可以让自己的气血长期地保持一种稳定和生发的状态。

◆少年戒色。人在年小时，气血未定，身体还没有很成熟，不要过早地开始性生活。

◆养生，就是明人性，立规矩；而不是懂几条经脉，会开几个药方。生活不乱来，精就能固摄，不耗散。

◆一个是命，一个是财，孰轻孰重，折腾得人要死，您看中国人的成语：轻身重财、图财害命、要钱不要命……好像最终人都奔着钱去了。就算大伙都知道10000000000那数字前面的1就像身子骨一样重要，那1一倒下，就什么都没了，可人们还是对后面无数的0着迷。或许这就叫"悟则易悟，了则难了"吧！

◆《黄帝内经》讲的是不生病的大智慧。它并没有过多地提到药的问题，就是告诉大家，如果能够去掉或减少自己的欲望，"因天之序"好好生活，人就会不生病。

◆如果男人都能做到气宇轩昂，女人都能做到温柔敦厚，这个国家就是一个君子国，这个社会就是一个和谐的社会。

—— 第四章 ——

健康的生活方式——养生的四个方面

　　养房事，其实是指要阴阳和谐，即一个人首先要把自己的性情、睡眠调理好。在人生当中，我们是社会群体的一分子，每个人都不是一个人在生活，所以也要与别人保持和谐。从某种意义上来说，首先就要家庭和谐，也就是阴阳和谐，夫妻关系和谐，这就是养房事。家庭阴阳和谐了，社会才会和谐。

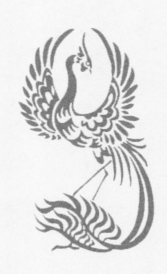

在传统文化里面，养生包括四个方面：养性情、养睡眠、养居处、养房事。我们必须按照这四个方面去做，才能够使生命长生。

一

养性情

如果人的性情出现了很大的问题，人的生命状态就会随之出问题。比如我们经常会提到"现代病"，我认为造成现代诸多疑难杂症的四大原因是：

一、情志不遂。人们在性情方面出现了很大的问题，压力、性情使人们的身体受到了很多困扰、遭遇到很多困境。

二、暴饮暴食。人们没有养成很好的生活习性，比如有人酗酒成性。

三、缺乏运动。很多现代人不是死于疾病，而是死于不健康的生活方式。传统文化认为：人们应该建立起一种健康的生活方式，才能够使生命长生。一个人性情好了，生活才会很愉快，才能活出一种很快乐的状态。

四、滥服药。现在的人对药品有过度依赖的现象，认为有病只要吃药就好，而药商又不顾药的副作用，一味地推销药品，当出现"非典"那样无药可医的情形时，人的分寸就乱了。

进入 21 世纪后，中国最突出的疾病莫过于精神疾患了。每天看报纸，都有跳楼自杀或杀人事件发生，所以，如何颐养性情就成了当务之急。所谓的"养性情"，不是让人不去生气。我们在日常生活当中，经常劝别人说，你就不要再生气了，这个是没有用的。有用的是，让人一开始就不去生气。这个如何做到？"恬淡虚无，真气从之，精神内守，病安从来。"

大家可能会说，谁都想恬淡，可是在现实生活当中，没有几个人能恬淡的。所以传统文化非常强调在解决人生困境的时候，无论如何都要寻找到一种方法去应对困难才可以，而且方法要很到位。

"养性情"的具体方法

● 止怒莫若诗

首先，要明白人在什么情形下容易情绪激动。当人的肾精收敛不住心火时，人容易急躁。肾主收藏，如果伤了肾精，肾水不能涵肝木，导致肝阳上亢；或肾中有寒邪，丹田中的真阳就会飘出本位，火性上炎，人要么口舌生疮，要么心浮气躁，动不动就会发"无名火"。

这种人现在很多，比如马路上动不动就有飙车的"路怒"一族。但这还算是轻的，严重的有可能会突然中风。曾有一位突然中风的商人托朋友请我给他把把脉，从脉象上看，他肾精大伤，心情焦虑，而且曾有过大的惊恐。当时因为他妻子在场，就没有多问。事后知情人告诉我，发病前，此人一直遭"二奶"逼婚，且生性豪赌，曾一次输掉上千万……其实，任何"无名"都源自内心的无明，这也是为什么我一直强调，**只有精神文明才是真正的医疗保险**。

古人说"止怒莫若诗"，假如你的性情比较暴躁，比较容易发怒，那就去学诗。不同的时代，人们都可以靠诗来释放自我。比如汉高祖刘邦的"大风起兮云飞扬，威加海内兮归故乡"，豪迈沧桑。就是读书不多的朱元璋给阉猪人写的对联也不同凡响："双手劈开生死路，一刀割断是非根"。

从传统文化的角度来讲，中国是一个诗教大国，诗是教化的根基。不过现在大家很少写诗，倒是经常喝酒，可是大家又不知道喝酒是为了什么，好像就是为了买醉一样，而古代人喝酒是为了什么？是为了通神明，通经脉，愉悦情志，在陶醉到微醺的境界时，能写出好诗来。

"止怒莫若诗"，不一定要求现代人非要学会写诗，学诗恰恰是为了学会表达情感，因为"诗言志、诗言情"！人的一生，70%是情，30%是事，你把情处理好了，人就成功了大半。

● 去忧莫若乐

"去忧莫若乐"，即去除烦忧一定要懂音乐。因为只有音乐可以作用于神明，而且古代所有的诗都是可以吟诵、有音律的，能够放松人们的心情。传统文化认为，五脏都对应着"五音"和"五声"，一个人发出什么样的声音，就说明他内在是一种什么状态，而诗也是一个人情志的一种反映，所以人要去学音乐、学诗、学礼仪，然后安静地去欣赏。

二

养睡眠

从生命的角度来讲，睡眠和长寿的关系最为密切。曾经有人做过这样的实验，有三个人，一个不让他吃，一个不让他喝，还有一个不让他睡，看哪个人先受不了？结果是不让睡的人先垮下来，这就是睡眠对我们生命的重要意义。

在《〈黄帝内经〉养生智慧》中，我已经充分地探讨了睡眠的问题。比如说一定要睡"子时觉"（子时，夜里 11 点到凌晨 1 点），睡子时觉是为了阳气的生发；一定要睡午时觉（午时，上午 11 点到下午 1 点），午时是阴阳交替的时候，所以一定要在阴阳交接的时候休息；一定要睡丑时觉（丑时，凌晨 1 点到 3 点），睡丑时觉是养肝的一个重要方法；一定要睡寅时觉，因为夜里三点到五点，气血全身输布，此时休息可以养气血。所以，《黄帝内经》从生命的角度，已经告诉大家应该怎么去睡。

如何解决睡眠障碍？

现在，有睡眠障碍的人越来越多了。导致人产生睡眠问题的原因主要是以下三个方面：一是心火烦扰；二是肝血虚；三是肺气不降。

心火烦扰而入睡难、睡眠质量差的人通常是工作狂，为人要强，过于追求完美，所以，虚火扰头，脑子里纷纭不断。过去人是累身不累心，头一挨枕头就着；现在人是累心不累身，躺在床上，事越想越多。怎么办呢？一是把工作砍半；二是加强锻炼。

如果肝血不足导致的入睡难，一定不能减肥，越减元气越虚。那么如何养肝血呢？有人说我吃点阿胶补血行不？其实真正的补血之道在于吃主食，因为血是由胃生出的，"中焦受气，取汁变化而赤，是谓血"，好好吃饭才是养血之道。

肺气不降导致的症状主要是梦境烦扰，且早醒，有时三四点就醒，长期下去，身体会越来越虚。这些人是需要吃些药的，比如白通汤、四逆汤等，病情一缓解，还要从生活习惯上去调节自己。

有些人会有一些误区，什么误区呢？我今天晚上加班了，明天早上晚起，是不是对身体就没有多大损害了？一定有损害。大家记住，中国传统养生理论认为，晚上就是养阴，就该睡觉，而且人体的阳气和天地之间的阳气是一起起来的，如果整个上午你都没有起床，在那儿睡觉，就等于憋住了自己的阳气，等于不顺其自然。你没有跟着天地的气机走，这也会造成身体的病变。

<h1 style="text-align:center">三</h1>

<h1 style="text-align:center">养居处</h1>

中国古代有一门学问，即所谓的"风水学"，就是死人住"阴宅"、活人住"阳宅"的一些讲究。其实，比较而言，古代人重视"阴宅"，现代人重视"阳宅"。

实际上，所谓阳宅风水最重要的是舒适、愉悦心情。比如现在有些买不起房的人租住"胶囊房"，这样的房屋对身心的损伤是巨大的，本来精神疾患的人就多，再住在如此狭小的空间里，人不疯、不抑郁才怪呢！

所以古代把"养居处"作为一个养生的要点是很对的，因为家不仅是我们身体的居所，也是我们精神的家园，只有在家里，我们才是彻底的主人，不必作伪，不必矫情，把心和身都彻底地放松……

那么"家"怎样才最有益于身心健康呢？首先是"德润屋"。就是不管什么样的房子都要先看主人的修养，修养好、正气足的人甚至可以克服居所的缺陷。然后才是我们养居处所需注意的一些具体细节问题：①明堂要宽敞明亮，就是家门口不可以乱堆杂物，这样不仅不安全，而且影响心情。②门口处要有玄关，就是取阻挡一下门外的煞气，而且让自己屋里的正气缓慢生发之意。③厕所藏污纳垢，最好在房屋的边角，不要居房屋正中，在传统医学，中央为脾胃，所以中央之地要养，而不是泻。

其实所谓风水学，在很大程度上都是针对人体健康而设的。既然人在家的时光大部分用于休息睡觉，所以下面就讲讲睡房的问题。

古时有句话，叫"室大多阴，台高多阳"。我们现在买房子，很多人都喜欢买大房子，但是在中国古代，房屋的大小是有讲究的。

卧室大小有学问

古人认为客厅可以是大的，因为聚集的人多。但卧室不可以大，因为卧室的大小和人的气密切相关，如果太大，就会耗人的气。大家去北京故宫看看皇帝住的卧室，会发现它实际上很小。

● 为什么卧室太大了，反而不好？

卧室到底多大才算合适？合适的标准又是什么？古人认为，阳光从窗户照进来以后，光线正好打在床沿的前边，整个房间是阴阳对半的，即在房间里会形成一个太极之象，阴阳正好各守一半，这样的卧室是合乎标准的。

古代说"室大多阴"，中医认为"多阴则厥"。"厥"就是四肢厥逆症（手脚冰凉），如果阴气太盛，人就会气血运化不足，出现四肢厥逆症，说明此时人体功能出了很大的问题。假如一个人手脚冰凉，传统医学就认为，这个人心气大虚。

● 为什么手脚冰凉的女孩子比较温顺？

手脚冰凉的女孩子，比较容易让人怜惜，让人觉得她们非常乖巧。如果用中医的理论解释，手脚冰凉的女孩子的乖巧，实际上是由于她们身体的原因造成的，因为她们心气不足、心血不足。如果心气不足，血液循环不畅，末梢神经循环不好，血就很难流到身体末梢，从而导致人手脚冰凉。

这种女孩子，基本上都是比较温顺的，男性同她们谈恋爱的时候，她们会很温顺，什么都听男性的，但是结婚以后，如果生活滋润，她被养得很好，心气足了、心血旺盛，她慢慢地就会变得有主见，主意很多。

● 为什么房屋太大会导致家人四肢酸软？

中医认为"多阳则痿"，痿证指四肢无力症，即四肢酸软。《吕氏春秋》中说"此阴阳不适之患也，是故先王不处大室，不为高台。"所以，古人是很强调房屋大小的。其实，不住大房子还有另外一个含义，即不要去培养奢侈、享受的习惯，要多运动，要经常出去走动，不要老在屋子里待着。房子再大，也要出去走动才可以。

● 怎样补钙最好？

现在缺钙的人越来越多，与长期在空调屋里待着有关。如何补钙呢？

其实，补钙的第一要点就是户外晒太阳，古代建了那么多凉亭就是为了方便人的户外活动。每天上午 10 点左右在外活动半小时是非常必要的。

补钙的第二要点是户外活动要有点负重才好，比如腿上绑个沙袋什么的，女人最好是跳绳，这样对增加骨密度有好处。

第三要点才是食疗，比如多喝骨头汤等。凡是认为缺钙吃钙片就行的人，一定忽略了人自身的消化吸收能力。人是最复杂和最精密的系统，不可以简单地认为吃啥就一定补啥。一个人如果没有很好的消化吸收能力，整天吃人参也没用，很多东西是补不进去的。如果建立起一种良好的、健康的生活习性，就会心情愉悦，睡眠质量提高——倒头便睡，醒来特别精神，那么人生就会特别阳光、特别灿烂；即使天天吃窝窝头，对身体也是大有好处的。

从某种意义上来说，中医强调的是要改变生活当中的很多残缺、不正确的观念。人只有不断地修正自己，不断地学习，然后不断地感悟，才能慢慢地理解中医的一些真正内涵，并且使自己的生活更加健康、有序地向前发展。

四

养房事

　　房事，指夫妻之间的性生活。养房事，其实就是指男女要阴阳和谐，即一个人首先要把自己的性情、睡眠调理好，然后再把与别人的关系调理好。在人生当中，我们是社会群体的一分子，每个人都不是一个人在生活，所以也要与别人保持和谐。

夫妻和谐，健康长寿

　　夫妻关系可以说在人的一生当中最为重要了，跟一个没有血缘关系的陌生人生活一生，而且要做到相濡以沫，对任何人都是个考验，它的好坏直接影响到我们的身体。夫妻之间的和谐，可以促进长寿；夫妻关系要不和谐的话，人绝对短寿。从某种意义上来说，家庭阴阳和谐了，社会才会和谐。

　　过去的房事养生还有个说法，叫作：下士养生——分床，就是夫妻分床，少过性生活，这是最低级的养生。中士养生——分房，这是中等境界的养生。最高境界养生该怎么办？不结婚？不结婚的人短命，因为孤阴不长，孤阳不生啊！所以上士养生最奇特，叫"家有丑妻是个宝"，历史上还真有一个人做到了——诸葛亮。可是现代人在这方面又有了新问题：

● 无性婚姻越来越多

中国过去的皇帝至少有72嫔妃，普通男人也有三妻四妾，这无疑夸大了男人的性能力，而现在的男人似乎连一个女人都摆不平，甚至出现了无性婚姻。其实，圣人不绝和合之道，既不鼓励纵欲，也不鼓励禁欲。纵欲伤肾精，也伤肝，而现在的人由于生活压力过大，缺乏情趣，生活不规律，导致了"性"趣不高，甚至对夫妻生活厌倦。

● 生气郁闷最伤生殖系统

肝经围绕生殖系统一圈，所以十二经络中跟生殖系统最为密切的是肝经。我们说，男人生气伤肝。而女人生气则伤乳腺和子宫，因为脾胃系统走乳腺，伤脾胃就伤乳腺；子宫属肝经，同时跟任督冲脉都有关，所以女人生气也伤子宫。

当今乳腺癌已成为女性人群的第一杀手，导致乳腺癌的第一原因是人的坏"心情"，即情志不遂、爱生气。得乳腺疾患的女性大多是心高气傲、脾气不好的女性，她的"气"总是上升，就会伤到乳腺；而那些习惯"忍气吞声"的女人，"气"一下沉又会伤到子宫。一般得子宫疾病的人，都是偏郁闷、偏内向的。

贾宝玉说女人是水做的，男人是泥土做的，水多情，土窒闷，当水碰到土会怎么样？那情形可想而知，男人是把一纸婚姻证明当作一劳永逸，女人要的是时时刻刻爱情表达，所以女人常常不遂愿；不遂愿就郁闷，要么哀叹命运，要么发泄不平……久之就会生病。

● 房事疾患

在男女疾病当中，有多少是因房事而得的呢？妇科炎症跟房事不节很有关系，但也跟劳累、心情不爽或多次流产有关。男性的阳痿早泄、前列腺炎也与房事有关。另外，房事体位不对也会造成脊柱或盆骨损伤。

● 前列腺炎是怎么得的呢？

实际上，在房事中，男人的精子准备射出之前，前列腺就已经做好了准备。比如过性生活，只要脑子里有这念头，前列腺液就会出来。这就有点像尿尿，它出来以后就再也回不去了。这样精子也会带出来一小点，这时又想憋着，想养生，但实际上，它是憋不回去的，憋不回去就在那儿瘀滞，久而久之，就成为前列腺炎。再久而久之，加上生气、郁闷、不得志，还有其他问题，有的就成了前列腺癌。正因为如此，所以现在男的很怕得前列腺癌。

还有，人老坐着也容易得这病。天天在机关里坐着，一杯茶，一张报纸，也容易得。这就叫"久坐湿地伤肾"，也伤前列腺。所以，在办公室坐久了一定要活动活动。

另外，纵欲过度，慢慢地精亏血少，也容易引发前列腺炎。

现在前列腺疾患越来越趋于年轻化，压力大也是一个原因。

我个人认为，得前列腺疾患的人，他一定是个好人。什么样的好人呢？就是他是一个受难的君子。凡是得前列腺疾患的人啊，什么事都爱替别人着想，包括在性生活上，老怕得罪别人，老怕满足不了别人。他一天到晚担心的事超过了他能做的事，这种人容易得前列腺疾患，所以这种好人不要当。对这种人，可以送副对联给他：宁做快乐小人，不做受难君子。

● 房事养生，男人应该怎么办？

男人要是回到家觉得家不温暖，这个男人肯定会得病；女人觉得回家就没劲，也肯定会得病。所以男女一定要和谐相处。

男人怎么对女人啊？我前面已经讲过了，多一些关爱，多一些表达，多一些沟通。中国男人和西方男人不一样的一点就在这儿，中国男人特别不喜欢表达。他们不知道一句简单的贴心话，一个小动作，也许就可以让自己的女人不再重复地唠叨。

为了帮助女人停止唠叨，平时男人可以干什么呢？过去抱她几分钟，给她肌肤之亲，让她知道你是在乎她的。一般来讲，你的老婆只是想知道她在你心中的位置。你如果不表达，你老婆就乱猜乱想，想郁闷了就开始唠叨，其实这就是有点找茬，但你要不理她，这就一发不可收拾了。所以你得抱一抱她，你得体谅体谅她，让她安心。如果你真的累了，你可以体会一下：有时候牵手或拥抱的感觉会比做爱更意味深长……

● 房事养生，女人应该怎么办？

女人怎么对男人啊？我有一个朋友特逗，她说："只要有想离婚的，到我这儿来，我全都劝离了。"我可不是这样，一般全都劝和了。我经常和女同胞说，只要你不想离婚，你就别往死里闹，一定要做个很乖巧的女人，要有点智慧，即使不能相濡以沫，起码要相安无事。

首先，自己找点事干，学点本事，要有自己的社交圈和独立的能力，把孩子照顾好，跟公婆处理好关系，你丈夫自然会感恩你一辈子。

其次，以平常心态跟丈夫相处，不要对他期望值太高，不要欺负男人，不能蹬鼻子上脸，一切适可而止，认为一切都是应该的，就属于无理取闹。

再次，对男人也要多体贴一点，你与其把男人轰出去，自己在这儿难受，不如能让就让一让，能撒娇就撒撒娇，能示弱就示示弱，别什么都是别人的错，自己总有理。这样男人就会喜欢这个家，就会在家好好待着，让他做个好爸爸、好丈夫、好儿子、好女婿。这就是所谓的"利人才能利己"。

我们学这些知识，是要明理，真要明这生命之理。中国文化里面一个特别核心的东西，有这么一句话："朝闻道，夕死可矣。"就是早上知道了大道理，晚上死了也值了。什么意思？就是说中国人的快乐有不同的境界。比如说，吹拉弹唱是一个境界，找乐子是一个境界，找女朋友也是一个境界，找个丑妻更是一个境界。

曲黎敏生命智慧

◆中国是一个诗教大国，诗是教化的根基。

◆所谓阳宅风水最重要的是舒适、愉悦心情。

◆"诗言志、诗言情"，人的一生，70%是情，30%是事，把情处理好了，人就成功了大半。

◆过去人是累身不累心，头一挨枕头就着；现在人是累心不累身，躺在床上，事越想越多。

◆"去忧莫若乐"，即去除烦忧一定要懂音乐。因为只有音乐可以作用于神明，而且古代所有的诗都是可以吟诵、有音律的，它能够放松人们的心情。

◆睡眠养生法——睡子时觉有利于阳气的生发；睡午时觉，是因为午时正值阴阳交替，一定要在阴阳交接的时候休息；睡丑时觉是养肝的一个重要方法；睡寅时觉是因为寅时气血全身输布，此时休息可以养气血。

◆人身体的阳气和天地之间的阳气是一起起来的，如果整个上午你都没有起床，在那儿睡觉，就等于自己憋住了自己的阳气，久而久之对身体也会有影响。

◆古人认为，阳光从窗户照进来以后，光线正好打在床沿的前边，整个房间是阴阳对半的，即在房间里面形成一个太极之象，阴阳正好各守一半，这样的卧室是合乎标准的。

◆夫妻关系可以说在人的一生当中最为重要了，跟一个没有血缘关系的陌生人生活一生，而且要做到相濡以沫，对任何人都是个考验，它的好坏直接影响到我们的身体。

第二篇

身体大奥秘——解读五脏六腑的身体智慧

第五章

五脏与中医意象思维

中国是农业大国，中国人热爱土地，土的意义在五行中自然不同凡响。

土爰稼穑，"稼"是种植，"穑"是收获。这是完满的过程，它不同于"曲直"或"从革"，它们还在过程当中，而"稼穑"是生命的完整状态，喜乐圆满。

把种子撒到土里就是"稼"，这个土是生命的源泉，可以使万物生发、生长。土的另一个特性就是收敛、收藏，就是"穑"。它包含了前四行，又超越了前四行，所以，它在中国文化中居于核心位置，不可动摇。

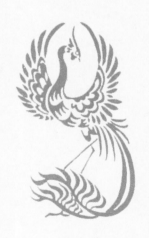

一

中医五脏和西医五脏的不同

　　要想真正地理解中国伟大的医学经典《黄帝内经》，首要问题是先弄明白它的思维方式，就是古人在建立这套系统时，他的所思所想。比如上古时期并无时钟，人们是怎样弄清楚时间概念的呢？又是怎样建立起比如 24 节气这套至今都行之有效的系统的呢?！由此，谁又能说古老的就一定是落后的呢?！

　　民国初年的中医名家恽铁樵先生曾经说过《黄帝内经》里面的"五藏"，不是解剖学上的"五脏"，而是气化的五藏。中医的"藏"，是指内藏的系统，而"脏"是血肉的五脏。中医所讲的五藏，都有内藏和外象的一个关系。所以恽铁樵说，《黄帝内经》里面的五藏，是四时的五藏，就像春夏秋冬一样。比如春天主生发，而肝胆也是主生发的。

　　"藏象"是中医理论的核心，是中医对人体生命功能结构的根本认识，是东方生命科学的基础。"藏象"二字的意思，简单地说就是"内藏外象"。"藏"与"象"，一个在内，一个在外，内外相应、内外同构。"藏象"是一个表述内象的"象系统"。"藏"与"脏"虽只一字之差，但反映了两种不同的思维方式，"藏"反映的是意象思维的方法，"脏"反映的是具象思维的方法。

　　从《黄帝内经》的思维方法看，应当写成"五藏"。因为中医五藏——心、肝、脾、肺、肾，并不等于西医的心脏、肝脏、脾脏、肺脏、肾脏，它不是指脏器实体，而是指心运动系统、肝运动系统、脾运动系统、肺运动系统、肾运动系统。但是为了便于大家理解，我只得在本书中"五藏"统一写作"五脏"。

中西医眼中的水肿病

恽铁樵的书中有一个例子，是讲水肿病的。西医认为，病人水肿，是因为静脉的血回流出现了障碍，或者是血管壁的渗透机能太强；还认为，患心脏瓣膜病的病人，最容易罹患水肿病，但是中医的理解却完全不同。

中医认为，病人水肿，是因为肾水和脾湿土太过，阳气不足，即身体内水太多了，而阳气的气化功能又不够，就会造成水肿。气化功能为什么会弱？因为寒邪凝聚的力量太强。而气化的功能太弱，就会伤肾气和脾的运化，出现水肿。

对相同的病，中医和西医在分析或治疗当中，都会出现很大的不同，这是由于观念不同所导致的。

一根手指上有"五脏"

中医不是按照解剖的模式去看待生命，而是认为五脏内藏在内，其气血反应一定在体表有表现，即是"象"。五脏都有象，甚至在一根手指上都能看出五脏的健康状况。

比如肺主皮毛，手指上的皮毛问题和肺气相关，如果肺气好，皮毛就滋润。肉由脾所主，假如手指不饱满，弹性差，或肌肉萎缩，都说明脾有问题。肉里边有血，如果是手指冰凉的象，说明"心主血脉"的功能出了问题，血荣不到末梢。手指里有骨头，肾主骨，从骨头可以看出肾的问题。连缀骨头的是筋，肝主筋，手指弯曲的灵活性及握力表现的是肝筋的功能。

　　这就是中医的思维方式，它类似诗意地表达了中医的意象思维。中医这个意象思维的总原则就是"同气相求"，是从"气"的层面，而不是"器"的层面去看待身体。

五行与五脏、五体对应关系表

五行	木	火	土	金	水
五脏	肝	心	脾	肺	肾
五体	筋	血脉	肌肉	皮毛	骨

二
什么是五行

中医里有关于"五行"的概念，即木、火、土、金、水，但此"五行"并不是指五种物质，而是指五种状态和运行方式。"行"在甲骨文中写作彳亍，是通衢，是运行方向。《尚书·洪范》给"五行"下的定义是：

五行是五种运动方式

● 水曰润下

首先，润泽是水的一个特性，水的状态是滋润、清润的。水对应的脏器是肾，如果人肾精不强，肾功能不好，再加上膀胱气化功能不好，肾水的滋润性就不好，人就会出现口干舌燥的状况。因为舌上的唾液是由肾精所产生的，如果肾阳不振，水的清润之性就不会存在。

其次，"向下行"是水的另一个特性，因为"水往低处流"，如果肾阳不振，人体腿部就容易形成水肿。下行虽是水的本性，但"反者道之动"，人体的健康就表现在心火不上行而下行，去温煦肾水，而肾水不下行而上行，形成心肾相交泰之势。人失眠就是因为心肾不交，心火在上面飘着，而肾水全都下沉，形成头脑烦扰、腿沉重的病态。这就是五行之水的状态和功能。

● 火曰炎上

炎是炎热的意思，火的状态是热性的；它的运行状态是上行的，即火都是往上飘的。火对应的是人体的心，心火热，则能向外疏布；上行，则人只要固摄不住心火，就容易火旺，容易脸红或上火。

其实，把五行弄明白了，还能明白一个人生道理：人不可以过度放纵本性，过度了，就是病态；而且人的一生真正要做的，恰恰是约束本性，才能健康和长远。而这，也是中国的圣人们一切理论的出发点。

● 木曰曲直

首先，树木有"条达之性"，向上向外舒展，这是"直"。木对应到人体，是指肝脏，肝气要处在条达舒畅的状态才好，不能被抑郁遏制。

其次，任何事物都不可能疯长，不可以无限制地往上生长，所以"曲"指的是收涩之性。《素问·阴阳应象大论》里说"东方生风，风生木，木生酸……""酸"就是指木有收敛的特性。

所以，既条达又收敛的品性是肝木的特性。如果不条达，则不能疏泻毒物和瘀血；如果不收敛，则不能藏血。关键在于肝知道何时疏泻，何时藏血，能掌控自如者，必如同"将军"。

● 金曰从革

在传统文化中，"金"有两个特性：一个是"从"，代表顺从；一个是"革"，代表改变，所谓"革命"就是指改变我们的命运，重新换一种活法。

其实，凡是兵器、金属类的东西，都具有两个特性，一个是可以杀人，另一个是可以保护自己。保护自己的特性，就是"从"；

杀人的特性，就是"革"。

金对应的是五脏中的肺，肺在人体的功能主"宣发"和"肃降"，这也是一对矛盾的统一体，"宣发"为从，"肃降"为革，为杀气。没有"宣发"，则不能滋润皮毛；没有"肃降"，则不能引百脉而生肾水……

从以上，我们可以深刻感受到传统文化的智慧，它告诉人们看待任何事物都要从两个方面或多个方面去考虑，思维不能太拘束，一定要放开自己的思路。

而医学关涉生命，则更需要智慧女神的引领。

● 土爱稼穑

中国是农业大国，中国人热爱土地，土的意义在五行中自然不同凡响。

土爱稼穑，"稼"是种植，"穑"是收获。这是完满的过程，它不同于"曲直"或"从革"，它们还在过程当中，而"稼穑"是生命的完整状态，喜乐圆满。

把种子撒到土里就是"稼"，这个土是生命的源泉，可以使万物生发、生长。土的另一个特性就是收敛、收藏，就是"穑"。土包含了前四行，又超越了前四行，所以，它在中国文化中居于核心位置，不可动摇。

"土"在中医里所对应的是脾，脾具有土性，脾的特性就是运化五谷、输布四方，给心、肝、肺、肾以能量。如果过度疏布，人会呈脾虚的象，甚至血糖、尿糖会增高，人也会很瘦。如果脾土运化无力，湿邪太过，人就会虚胖。

我们说，种豆得豆，种瓜得瓜。种下什么种子，比如"不锻炼身体"的种子，人就会得到不锻炼身体的后果。过胖和过瘦，都是内心种下"种子"（生活习性）所得出的结果。

五行定义

五行	五行的意义	五行的象征	五行对应五脏
水	润下	滋润与下行	肾
火	炎上	热性与上行	心
木	曲直	条达与收敛	肝
金	从革	顺从与改变	肺
土	稼穑	种植与收获	脾

五行与五气

　　五行在大自然中表现的状态，即是五气。五气指风、热、湿、燥、寒。其中暗含了五方，它们分别对应的方向是东、南、中、西、北。

　　● 木对应风

　　首先是木，木在自然界中对应风。

　　中国的风水学认为，最好的院落是四合院，四合院能够充分体现中国文化的特性。另外，坐北朝南的房子也很好，因为"北"在中医里边是肾精，肾精足了人才能够向南方疏布、输转、布散。一般院落大门开在南面为好，但是对于四合院来说，大门开在东南面最好。在后天八卦当中，东南方向属于巽宫，巽宫的整个象是风，门开在东南方向，实际上是开在风门上。

　　为什么开在风门上好？因为风有一个特性，它可以把世界上万物的种子不断地传播出去。如果没有风，万物的运化就会很慢，因为是风在带着种子到处传播。所以中国人把四合院的门开在东南方，实际上是告诉大家"风生万物"之意。一个家族要想生长，需要靠风生万物的特性，家族的延续和种子一代一代地传播是一样的。

● 火对应热

火在天上对应热，因为火有炎上之性，方位为南方。

中国文化的产生和其特异性都与中国的地域有关，它地大物博、四季分明，这使得中国古人的思维有着更广阔的视野，生命之学的内容也更为宽泛。

南方太热，人的气血就要保持着快速和疏布的特性，来维持生命的运化。北方太冷，人的气血就要内敛以满足五脏六腑这生命根源的存活。中原物产丰富，就要靠脾土的运化来消化食物……因此，就不要奇怪中国医学这种用五行、用东西南北来诗意地描述生命状态的方式了。

而起源于游牧民族的西方人的扩张式的思维方式，与内敛的中国人有着根本的不同，他们对生命的"更高、更远、更强"的追求，显然很难理解中国的"柔弱胜刚强"。

因此，从文化的角度说，保持中西文化的差异性比追求他们的共性更有意义。

● 土对应湿

《黄帝内经·阴阳应象大论》中说："中央生湿，湿生土，土生甘，甘生脾，脾生肉，肉生肺，脾主口，其在天为湿，在地为土，在体为肉，在脏为脾，在色为黄，在音为宫，在声为歌，在变动为哕，在窍为口，在味为甘，在志为思，思伤脾，怒胜思，湿伤肉，风胜湿，甘伤肉，酸胜甘。"

这段话把湿、土、脾之间的相互关联解释得十分清楚。在人体当中，湿的基本概念就是中焦，"中焦如沤"，人们吃进食物以后，食物要发酵运化，要有一个湿气运化的过程。"脾生肉，肉生肺"的意思就是中央运化后储藏为肌肉，再由这种积蓄的力量生发为肺气宣发、肃降全身，这也就是为什么养生、养气血的要点在中央脾胃的原因。

● 金对应燥

《黄帝内经·阴阳应象大论》中说："西方生燥，燥生金，金生辛，辛生肺，肺生皮毛，皮毛生肾，肺主鼻，其在天为燥，在地为金，在体为皮毛，在脏为肺，在色为白，在音为商，在声为哭，在变动为咳，在窍为鼻，在味为辛，在志为忧，忧伤肺，喜胜忧，热伤皮毛，寒胜热，辛伤皮毛，苦胜辛。"

西方之金，对应的五气是燥气，燥气收敛到极点就是"金"，所以金主收敛。肺金再宣发为皮毛，而肺金的肃降功能就是"生肾"，对应到人体，就是肺气不足的人，肾水必然不足，所以，补肾精的前提是调理肺气。这就是中医思维的特异性。

● 水对应寒

《黄帝内经·阴阳应象大论》对北方的界定是："北方生寒，寒生水，水生咸，咸生肾，肾生骨髓，髓生肝，肾主耳，其在天为寒，在地为水，在体为骨，在脏为肾，在色为黑，在音为羽，在声为呻，在变动为栗，在窍为耳，在味为咸，在志为恐，恐伤肾，思胜恐，寒伤血，燥胜寒，咸伤血，甘胜咸。"

水在天上对应寒，寒气主收引，主凝聚。肾不纳气则虚喘，肾主耳，肾精不足，则耳的收藏功能不足，耳无所闻。

以上所说的是"五气更立，各有所先，非其位则邪，当其位则正"。就是说风、热、湿、燥、寒在一年的不同时段分别当班，如果越位或不是自己的时间段也出来瞎帮忙，或该退位时不退位，则是邪气。由此，一定要明白邪气也是正气的变现，在其位为正气，不在其位则是邪气，所谓治病调阴阳，就是让离开本位的气回到自己的位置上来。

五行与五方、五气对应关系表

五行	木	火	土	金	水
五方	东	南	中央	西	北
五气	风	热	湿	燥	寒

五气生克

如果一个人坐在那里，一团太和之气，没有病，就显不出五行来；人一旦有病，就会显出五行来。

一个好的中医，可以通过五行去判断很多事情。比如，中医里边讲五行相生的时候，经常说"木生火，火生土，土生金，金生水，水生木"；在讲相克的时候，则说"木克土，土克水，水克火，火克金，金克木"。

● 生气就会"木克土"

中医里，木对应的是人体的肝，即肝主木，人一旦生气，就会吃不下饭，而中焦脾胃就相当于土，这就叫作"木克土"。人生气时，肝气上升，就会压抑脾胃的功能，这就是邪气。只有邪气强盛时，邪气才会依照五行规律进行变化，而正气虚弱时，正气根本不会发生转变，只会被邪气所影响和制约。

人没病是不会出现木克土的情形，但如果肝气太旺，或已经出现"怒"这个情形，肝木就会压制脾土。如果男人经常生气，就会伤肝、伤胃。

如果女人经常生气，又喜欢把气憋在心里，可能不会直接伤害胃。不过胃经走乳房，会伤害到女人的乳腺；任脉走子宫，会伤害到子宫，像子宫肌瘤、乳腺增生、乳腺癌等病，都和女性经常生气、郁闷非常有关系。

爱生闷气的人压制了肝气的生发，木对应肝，肝被压制，木就不能生火，而火对应心。所以如果人总是压抑、苦闷、抑郁，还会患心脏方面的疾病。

五行对应关系表

五行	木	火	土	金	水
五脏	肝	心	脾	肺	肾

五行与五个方位

五行也对应五个方位。比如木对应东方，东方为生发之机；火对应南方，南方主散；土对应中央，中央主运化；金对应西方，西方有收敛之象；水对应北方，北方主藏。五方用动物来表现，即青龙、白虎、蚯蚓、朱雀、玄武。

● **东青龙**

为什么"东方"一定要用"青龙"这个象去表现？我们在现实生活当中从来没有见到过真正的龙，只是在一些画、建筑上见过。我们发现，龙身上所有的组成要素基本上都带有生发的特性。

比如说龙角是鹿角，鹿角生于春天，生发力最强，鹿茸用在中药中，也是取生发力强这个性质和功能；龙头如驼，静定而又坚忍；眼睛如兔，疯狂而又温柔；颈如蛇，灵活柔软；腹似蜃，坚硬；鳞如鲤，多变而美丽；爪似鹰，犀利勇猛；掌如虎，厚重而有力；耳朵像牛；须子是鲶鱼须，特别长。在传统文化当中，须其实是生发之象，龙须特别长，是过度生发之象。

● 南朱雀

南方以朱雀为代表，在人体象心。南方主散，像红色的鸟，永远在布散。如果人的心血不足，则不能把血脉通到手指、脚趾末梢，人就会手脚冰凉。心血的布散能力不强，人还会头晕眼花。

● 西白虎

西方白虎之象很威猛，白虎可以吞噬万物，故代表着肃杀、收敛、秋天之象，在人体象肺。白，就是白茫茫一片，是把一切都吞噬的象，虎吞食的能力超强，所以古人用它比喻肺金的收敛和肃降能力。过去有钱有势的人家一般在厅堂里挂幅虎图，以表现威严，而且一般是下山虎，因为下山虎最猛。但这样的图画不可以挂在卧室，因为杀气太重，会影响人的身体。

● 北玄武

北方，在人体象肾。"玄武"这两个字代表一种神秘而伟大的力量。"玄"即神秘、玄远；"武"是"止戈为武"，用止和戈两个字组成"武"字，即威武的人能够让"敌人"一看到他就能够把武器放到脚下，所以"武"指一种不战而胜的伟大的力量。

中国古代，只要帝王庙号称为"武帝"，都有个特性，就是力量感特别强，他可以指挥控制一切。比如汉武帝、梁武帝等，这些人都杀气太重。

北方玄武之象，用龟和蛇来表现的，龟和蛇都是阴气很足、很安静的动物，它们代表长生、长寿。肾主藏精，而且元气藏在肾里边，元气是决定人的生命能否长生、长寿、活到天年的关键，所以它代表着一种非常神秘而伟大的力量，这是北方之象。

● 中央蚯蚓

中央在人体象脾胃。蚯蚓生在土地里面，它的钻土能力特别强。

脾主运化，蚯蚓就代表运化之象。在传统文化当中，黄颜色对应的也是中央脾土。比如东方大帝是伏羲青帝，南方是神农炎帝，而中央是黄帝。

为什么我们所要讲的这本古老医书叫《黄帝内经》，而不是《神农内经》或《伏羲内经》？它实际上是告诉我们一个很重要的内涵：脾胃是人体的后天，人只要一出生，都是活在后天。如果能养护、护佑好自己的脾胃，就能使自己的生命健康地发展。

人们都活在后天，先天带来的元气会被慢慢地消耗掉，因为人们每天活下去，都要用一点点元气，如果没有元气，人们就没有力气去工作。而且元气一般是补不了的，但如果人的脾胃好，就能够积攒一些。元气靠的是天天规律吃饭和天天按时睡觉才来的，而不是靠吃补药。

五行与五方等对应关系表

五行	木	火	土	金	水
五方	东	南	中央	西	北
主司	生发	主散	运化	收敛	主藏
动物	青龙	朱雀	蚯蚓	白虎	玄武

五行与人事

道家有一个很好的比方，可以帮助我们去理解五脏之象，他是用人与人之间的关系来比喻五脏的。道家把肝比喻为"木母"，因为肝为东方、为木，但是又加了一个阴阳的特性，像母亲；西方是金公，西方属金，是阳性；南方像姹女，姹女就是少女；北方像婴儿，婴儿是纯阳之体；中央代表黄婆，"婆"既不是母也不是少女，相当于老龄的妇女，一般人岁数大了以后，阴阳的特性就不太明显了。

黄婆在中国传统文化当中相当于媒婆，这个媒婆叫官媒，是国家、政府亲自指定的一些人。为什么要这么做？因为中央的问题如果解决好了，社会就能够相对安定。所以官媒在古代可不是一般的人，不是小角色，她们必须耳听八方、眼观六路，是非常精明的一类人。

黄婆主要协调的就是木母和金公的关系。她让木母不要太亢盛，因为在家庭里女人是主妇。首先，女人不可太亢盛，就像肝不可以生发过度一样，如果生发过度，身体会出现很多问题。其次，女人也不可以太压抑，一个女人在家庭当中的位置一定要摆得很正确才可以。同样，在说媒的时候，她也会让男性不要过度收敛。

● 降龙伏虎，阴阳和谐

古代做媒是非常有趣的，现在大家是自由恋爱，这是新旧社会的很大不同。古代如果没有媒婆的介绍，这个婚姻就有很多不稳定的因素。

过去是讲究门当户对，开双扇门的人家和开单扇门的人家，经济、社会地位有差异，在观念上自然会有很大的不同，把这种观念上的不同带到生活当中来，夫妻之间就会出现很大的问题。所以媒婆需要从很多方面去找他们之间的关系，找他们之间的互补，然后来让他们和谐。在家庭里，夫妻关系和谐了，家庭就能稳定。黄婆的最终目的就是要让木母和金公非常和谐。在人体里，实际上就是指降龙伏虎，把肝和肺调理好了，身体自然就好了。

媒婆对于姹女和婴儿又起什么作用？现实生活当中，很多的奶奶、姥姥都要抚育第三代。中医把心肾比喻成小孩子，心为姹女，为真阴；肾为婴儿，为真阳。他们都很纯，只要让他们天真无邪地结合在一起，能玩得很好，不打架，这就叫心肾相交，如果做不到这一点，黄婆也是要担一定责任的。

- "中"到底指什么？

中国人为什么叫中国人，中医为什么也有"中"字？"中"到底指什么？实际上"中"指的是一种能力。比如我们经常谈到"中庸"，中庸是什么？是指一种不左不右、不上不下的均衡能力。一个人有没有这种能力，能不能达到这个境界，是很重要的。"中和"就是指运化和协调能力，看这个人能否让万物的运化和协调都达到很高的层次。

在人体当中，中央的脾胃就是这种能力的显现。如果中央脾胃很好，人体就能够达到一种和谐的状态。中央黄婆对应的是土性，土能够生万物，有土才能涉及种植和收获的问题，才能涉及长久发展的问题。

五行对应人事关系表

五行	木	火	土	金	水
五脏	肝	心	脾	肺	肾
五方	东	南	中央	西	北
对应人事	木母	姹女	黄婆	金公	婴儿

三

人体五脏之象

　　我现在要具体地说，五行怎么对应人体的五脏和六腑，它各方面的表现到底是什么，这是很重要的部分。

　　人体的五脏之象是什么？人体的五脏是肝、心、脾、肺、肾，从实体上讲，它们都包在我们的前后肋骨条的里面，就像前后有两扇大门在护卫着它们，所以既不容易受到伤害，也不容易被按摩保养到。而六腑则位于我们柔软的腹腔中，那么中医是如何看待五脏和六腑的关系，同时又是如何利用它们的呢？

五脏与六腑

● 五脏和六腑哪个更重要

　　首先，我们要弄清楚，对于活着的人而言，五脏和六腑哪个更重要？一定有人对这个问题表示奇怪，它们都重要啊，或是不假思索地回答：五脏更重要。而这个问题的答案是：人活，活在六腑能否正常运化上。

　　五脏为实，六腑常空；五脏靠六腑的运化来吸收营养，如果六腑不空、不运化了，就是说人不能吃、不能拉、不能尿了，那这个人的生命就有危险了。所以人要想健康，全仗着吃喝拉撒睡。

　　再打个比方，一座房子哪儿更重要？一定是空间更重要。地基、屋顶、梁柱、门窗等不过是组成房屋的要素而已，而人真正需要用的是那个空间，这大概就是老子说的"有之以为利，无之以为用"吧。懂得了"空"的意义，就能够更好地理解五脏六腑了。

既然五脏深藏不露，那么真正锻炼五脏的意义就在于按摩六腑了。所以天天自己按摩肚子就是一个很好的养生大法，毕竟人是靠六腑的运化来补给五脏对精血的需求的。

● 五脏六腑相表里

中医认为五脏六腑相表里，所谓"相表里"，就是五脏和六腑互为表里，它们就像一对对夫妻关系一样，比如，肝胆是一对，脾胃是一对，肾与膀胱是一对，肺与大肠是一对，心与小肠是一对。六腑中多出个三焦，中医就把心包和它配成一对。俗话说，夫妻本是同林鸟，一个有问题了，另一个绝脱不了干系，它们相互影响。那么谁是夫，谁是妻呢？一般来说，五脏在里，为阴，为妻；六腑在表，为阳，为夫。

在传统医学中，肝对应的腑是胆，所以有"肝胆相照"这个词。胆气生发起来，肝气才能为之生发。

心对应的腑是小肠。在日常生活中，午时是心经当令，但是心不受邪，所以小肠可能会代君受过，假如身体的吸收方面出现问题，就会得小肠病。小肠经当令时，如果人出现脸红、心慌、胸闷这些象，实际上是心和小肠的表里关系出了问题，是心脏病前兆的一种象。

脾对应的是胃，它和胃是一种表里夫妻的关系。脾不好，胃就不好；胃不好，脾也不好。还有一种人是胃强脾弱，特能吃，但消化力弱，一吃就肚胀；另一种人是脾强胃弱，老饿，但又吃不多。

肺和大肠相表里。人要大便时，一定是靠肺气把大便排出。人们皮肤的一些症状也和大肠有关。有些问题，中医可能不直接取肺经，而直接取大肠经，泄大肠经的火就可以解决问题。

肾与膀胱相表里。膀胱的气化功能取决于肾气的盛衰，肾气充足，才能促进膀胱司开合的功能，尿液才能正常的储存与排泄。

五脏与五腑对应关系表

五脏	肝	心	脾	肺	肾
五腑	胆	小肠	胃	大肠	膀胱

五脏与五体

中医认为可以通过五体：筋、皮毛、肉、骨头、血脉来看五脏。

● 玩核桃养生的秘密——握力大，寿命长

肝胆对应的体是筋。人体组织的弹性和筋有关，比如手指屈合的能力。现在有一个说法：老人是否长寿，要看他（她）的握力大不大。老人的握力越大，他（她）可能越长寿，而握力在很大程度上和人的肝胆功能有关。

一些老人经常玩核桃，而玩核桃这个过程，实际上就是锻炼手指灵活性的过程。大家不要小瞧这些简单的健身法，中国的传统方法就是大道至简，一些很简单的方法就能解决我们生活当中的很大问题。

● 你的手指会说话——从手指看病

手指头是人体经脉的出发之点，是阴阳交汇之所，而且手指是非常有玄机的。拇指对应的是肺经；食指对应的是大肠经，它和大肠的蠕动、大肠经气很有关系；中指对应的是心包经，中指的麻木一般和心包经有关；无名指对应的是三焦经；小指对应的是心经和小肠经。

从心脏病的角度来讲，中指麻木是心脏的轻症；小指麻木、小指外延麻木，就是心脏的重症。在日常生活当中，我们要注意观察，要经常活动手指，把这些经脉全都给调动起来，预防疾病。

心和小肠对应的体是血脉。因为心主血脉，血脉不足，手指就冰冷。

脾胃对应的体是肉。如果指尖干瘪或指腹弹力弱，就是脾胃弱。

肺对应的体是皮毛。如果皮肤粗糙、无泽，就是肺气虚弱不能宣发到体表。

肾对应的体是骨。骨软症等是肾精不足的外现。

五脏与五体对应关系表

五脏	肝	心	脾	肺	肾
五腑	胆	小肠	胃	大肠	膀胱
五体	筋	血脉	肉	皮毛	骨头

五脏与五窍

中医认为可以通过人体孔窍来看五脏。

● 肝开窍于目

眼睛眼力好不好和肝的功能是有密切关系的，老人要想长生久视，一定要眼力好，眼不花。同时，《黄帝内经》中还有一句话：五脏六腑之精气聚于目。就是说眼神实际上是五脏六腑精气神的表现。而人内部的精气神外散也是从眼神散掉的，所以养生的要点是要常闭眼，收敛神光。

● 心开窍于舌

《黄帝内经》中提到"心开窍于舌"。"舌为心之苗",舌头是心的苗,舌头上的很多问题会反映心气和心情的问题。比如开会时,有个主管上去讲话,本来他要宣布大会开始,可是一上来就说"好,大会结束"。

对于他的这种口误,西方心理学家认为,他已经表达了自己的内在感受,其实他非常希望现在就闭会,不希望再开下去了,即口误表现出来的东西,恰好是他内心心气的一种反映。所以舌头的灵活与否、灵巧与否,实际上和心气很有关系,用现在的话来说,就是和心脏的功能很有关系。

● 心开窍于耳

另外一种说法是"心开窍于耳"。"窍"在传统文化当中是孔窍的意思。眼睛是一个孔窍,耳朵是一个孔窍。有人认为《素问·金匮真言论》里说"心开窍于两耳"是对的,平常我们耳朵里边痒和心气有些关系。

● 肺开窍于鼻

"肺开窍于鼻"。如果从脸相上来看,鼻子的外形是属于脾胃的,胃经的走向是起于鼻(迎香穴)之交頞中,挟鼻两侧,交于鼻根部,所以鼻子的外形是归属于脾胃的。但鼻孔属于肺气所主。

从养生学的角度来讲,我们可能连呼吸都不太会,按照传统中医的理论来讲,左边主升,所以人们应该用左鼻孔吸气,再用口呼气。

● 肾开窍于耳

《素问·阴阳应象大论》里讲"肾开窍于耳",因为肾有肾阴和肾阳，所以老人的肾虚会导致耳聋、耳鸣。左肾右命门，一般左耳鸣与肾精不足有关，右耳鸣与肾阳虚有关。但耳鸣的问题很复杂，还跟三焦、胆、小肠经等有关，所以要细细辨之。《素问·金匮真言论》又说"肾开窍于二阴"，也就是前阴和后阴，所以前后阴的问题也与肾功能有关。

● 脾开窍于口

脾脏的精气通于口，脾气功能正常，则舌能辨味。脾有病的话就会影响口味。如果脾虚，就会感觉口淡而无味；脾有湿热，就会感到嘴里发甜。

五脏与五窍对应关系表

五脏	肝	心	脾	肺	肾
五窍	目	舌（耳）	口	鼻	耳

五脏与五华

● 肝所外现出来的是爪

"华"就是花朵。肝所外现出来的是爪，爪实际上也包括指甲。我们从指甲当中，就可以看出肝的一些问题，因为指甲应为"筋之余"，也是肝气生发的一种表现。

如果身体有些问题，指甲上就会有竖的棱。竖的棱就是肝胆这些脏器出问题的表现；如果出现横的棱，就说明身体的问题正在一点点得到改善，因为横的棱会一点点地长出去。这是中医思维的一个要点，中医通过看人的外象就能看到内部的很多东西。

● 心所外现出来的是面

心所外现出来的象是面，即脸色。人的脸上是否滋润有光泽，跟心气相关。心气很旺，人的脸是红润、润泽。如果是那种赭红、暗红，红的颜色特别难看，像黑血一样，就非常不好。

中医在谈到脸色的问题时，不管是什么颜色，都强调一个要点：什么是好的颜色？就是像蒙了一层白的薄薄的纱一样，透出一点润泽之形。一个人长得黑没关系，但是要很润泽，脸上要有光泽。

● 脾所外现出来的是嘴唇

脾所外现出来的象是嘴唇。嘴唇是否饱满、滋润，就可以看出人的脾功能如何，现在化妆业大盛，就说明现在的女人肤色、唇色等都出问题了，实际上是人体内部出问题了。如果嘴唇老是翻肿或者起皮，那就说明脾虚或者血虚。

● 肺所外现出来的是皮毛

肺所外现出来的象是皮毛。皮毛的所有问题一般都与肺气相关。现在有非常多的人有过敏症或者皮肤病。以前这些病症在西方社会特别多，现在中国人得的也多，因为现在中国人和西方人的生活方式越来越相近，比如一年四季都生活在有空调的房子里，越来越喜欢喝冷饮等。

"过食冷饮伤肺"，一旦伤了肺气，就会出现皮毛的问题，我们应该鼓励孩子从小就喝温热的开水，如果大量地喝冷饮，身体就会出现很多问题，而且这个问题在当时可能显现不出来，只有等人年纪大了以后，才会越来越明显。

西医认为过敏症和皮肤病是免疫力低下的表现，中医认为人体免疫力来源于元气，肺金不足，就不足以生肾水；肾精不足，免疫力就低下。所以要想提高免疫力，当先从改变生活习惯开始，不喝冷饮，不伤肺气，就不伤肾，就不伤免疫力。这就是中医的整体观。

● 肾所外现出来的是头发

头发是肾的花朵，头发的好坏是肾气的一个外现。头发如果非常黑、非常滋润、非常柔亮，就说明肾气足。

有的人头上总会有头皮屑，或者是脂溢性头皮，这其实是脾虚的象。脾虚会造成外溢，使很多东西发生外溢，浮现上来，这是造成头皮屑的一个很重要的原因。头皮屑并不能靠洗发水彻底解决，最根本的是要解决脾的问题。把身体内部解决好了，外部所显现出来的东西才会好，这就是五脏和中医意象思维的关联性。

五脏与五华对应关系表

五脏	肝	心	脾	肺	肾
五华	爪	面	嘴唇	皮毛	发

五脏与五色

五脏还涉及五色的问题。肝所表现出来的是青色，实际上在传统文化当中，应该是苍色。因为肝木从肾水生起，肾水是黑色，黑色慢慢生发起来后，会出现黑中带白的一个象，这就是苍色。青色是生发过度的象，而苍色是从肾精慢慢生发起来的肝木之象。

脸的颜色表现心的色，是心脏所浮现出来的颜色，即红色。脾是黄色，肺是白色，肾是黑色。如果脸非常白，人又瘦又高，这种人容易有肺气虚的象。脸天生黑的人肾气足；天生不黑，脸色逐渐发黑的人，就要检查是不是自己的肾有问题了。

五脏与五色对应关系表

五脏	肝	心	脾	肺	肾
五色	青	赤	黄	白	黑

五脏与五声

中医里还有五声，不同的声音可以表现出五脏六腑不同的问题。

● 肝声为呼

"呼"又分几种声音，如果肝阳上亢，人就会狂呼乱喊；如果下属受了主管的气，回到办公室以后，就会发出叹气、叹息声，这是肝气被郁的象，人发这种声音是一种自救，可以缓解肝气的压力。

所有养生的东西，也是从身体里悟出的，是对身体发出的这些东西的一种总结，因为人体是知道自救的。

● 心声为笑

笑分正常的和非正常的两种，如果一个人心气特别足，笑就代表他的心气的运行没有窒碍；但如果总是笑，没事就坐在那乐呵呵，那是心气将散之象，叫"心气洞泄也为笑"。大家可以通过笑的声音判断出人的疾病。

● 脾声为歌

"脾声为歌"，即像唱歌一样。正常的脾胃之象应该是歌声广大嘹亮，可以传播四方，就像脾的四方输布之象一样，无所限制。

如果脾胃有病，在唱歌上也会有表现。脾胃过度压抑或实证，就会显出一个"登高而歌，弃衣而走"的象，即有脾胃实证的人，没事就爬到高处，狂呼乱喊、唱歌不停。所谓唱歌，在五音和五声上都有一个很重要的原则：一切都要有节制，五音之中都是相互制约的，如果哪个声音太过度，它就"将绝"。

《红楼梦》中有一回是"感秋深抚琴悲往事"，宝玉和妙玉听黛玉弹琴的时候，妙玉说"君弦太高"了，听到后来，妙玉又说"如何忽作变徵之声！音韵可裂金石矣！只是太过。"宝玉问她太过会怎样？妙玉道："恐不能持久。"正议论时，听得君弦"嘣"的一声断了。这就像我们生命当中的很多现象，如果过度、不知节制，发出来的声音就是一种病态的象。

● 肺声为哭

肺气足，哭的声音就特别嘹亮。小孩子哭的时候，绝对不是使劲叫，而是升中有降，因为小孩子是哀而不伤，他们哭是不动情的。有时小孩子只哭，但不流眼泪，哭声嘹亮，实际上他是在表达自己的愿望，告诉大人我需要你了，你要过来抱抱我。他们"哀而不伤"，哭的时候不会伤到气，所以他们会"终日号而不嗄"，整天哭，嗓子也不会哑。

《黄帝内经》曾经专门探讨过哭的问题，认为从一个人的哭声里面，能听出很多讯息：比如一个人要是流眼泪，就说明他动了肝气，因为肝主目；如果哭得满头大汗，就像贾宝玉听说林黛玉要离开贾府，回南方老家，着急哭得浑身大汗，说明他动了心气，因为汗为心液；如果哭的时候流鼻涕，说明这个人动了肺气。

● 肾声为呻

呻，就是伸发。元气藏于肾，所以如果一个人发出呻吟之声，那就说明动了"老本"。一般人在疼痛、受伤、自虐、过度虚弱、性高潮的时候都有可能发出这种呻吟的声音。

五脏与五声对应关系表

五脏	肝	心	脾	肺	肾
五声	呼	笑	歌	哭	呻

五脏与五神

五脏对应五神。五脏皆有其神，神是脏腑之气特别足了以后的外现。

● 肺的神明是魄，肝的神明是魂

肺的神明是魄，"魄"指耳目之聪明，即本能。"相傅之官"要"眼观六路，耳听八方"，对上对下，均有责任，肺气足了以后，魄自然就会强。

"魄力"是指处理事务时所具有的胆识和果断力，肺和肾同属先天，魄力的问题实际上是本能的问题，即有没有魄力，这件事敢不敢干，实际上是人的本能强不强的问题。

中医是讲魂魄的。肺对应的神是魄，肝对应的神是魂。魂属阳，主升；魄属阴，主降。中医认为人活，魂魄如胶似漆，就像夫妻一样黏合在一起的象；人死是魂魄分离象，魂飞魄散，就是魂一点点往上走，魄一点点往下走。因为肺与大肠相表里，所以人死的时候，魄走的是魄门，即肛门；魂走的是嘴巴或者鼻子。

● 心的神明是神

传统医学认为如果五脏精气特别足，它的神明才能显现出来。心气特别足的时候，显现出来的神明是神。此时，脑子特别清楚。

心气足，脑子就聪明，反应力好；心气不足，脑子就不愿意多想，反应差，神就不足。

有的人年轻时敢作敢当，但是中年以后再把他的脉，会发现他的心气很不足，做事已经没有勇气了，甚至有些事已经不想做了。

打个比方来说，五脏的精气就像油一样，而神就是它的光亮，是五精所照射出来的东西，油如果不足的话，光亮自然就暗淡；如果油特别足，光亮就会特别大，可能会照亮整间屋子。

● 脾的神明是意

《黄帝内经》说"心之所忆，谓之意"，而一般人就把"意"理解为记忆力。实际上，有没有意志和记忆力关系不大，关键是记忆能不能和看到的新事物相关联。

如果能相关联的话，思维就有了一定的宽广度，而这个思维宽广度就是"意"。所谓关联性就是运化，这就是脾的功能。聪明、反应非常快，这都是运化的作用，是脾的作用。

● 肾的神明是志

肾的神明是志，就是一种收藏的特性、收藏的能力。如果收藏能力特别强，人的志向就特别大；如果收藏的力量不强，人所外散出来的志向，也不会很足。

五脏与五神对应关系表

五脏	肝	心	脾	肺	肾
五神	魂	神	意	魄	志

五脏与五志

五志，即五种情志。

● 肝的情志是怒

肝的情志是怒。"怒伤肝"，中医认为经常发怒的人，是肾精不足的象，即肾精已经固守不住肝木，水已经不能涵养木，脾胃（土）生精不足也不能涵养木了，所以人才会经常发怒。

在生活当中，有"路怒一族"，即在马路上开车经常发脾气的人。他们或超车，或追尾，或者挡着他人的道，这个问题表面上来看是因为交通堵塞，其实还是因为个人压力大、肾精不足。同样一条路，大家同样被堵在这里，为什么有的人着急，有的人不着急？有的人能忍，有的人忍不住，非得在马路上打架？

其实打架的人事后也会觉得很没有意思，可当时就是压不住火，这其实说明他们的五脏六腑有了小小的问题，应该去解决。比如说他可能是由于前天夜里没睡好，然后精神处在很不好的状态；或者因为压力太大、过度焦虑，肾精也处在不足的状态等。

● 心的情志是喜

喜亦有正邪之分，正的喜就是输布四方，此时血脉特别充足；如果经脉不通畅，一个人老憋着，是"不喜"。反过来，如果他老不喜，血脉就会出问题。"邪的喜"就是过度外散，会伤心神。

● 脾的情志是思虑

正常的思虑是好的，可以像脾一样输布四方；过度思虑就会伤脾，人就会越来越瘦，因为脾主肌肉，过度思虑会把自己的肉销铄完了；而脾虚会使气血黏滞，身体湿气特别重，且人懒惰，会越来越虚胖。

● 肺的情志是忧愁

有肺病的人就喜欢哭，最典型的例子就是林黛玉。她是典型的肺病患者，她的所有表现都是肺气特别虚的象。林黛玉没事就哭，而且她多思，凡事想得太多，所以她也胖不起来，不会有薛宝钗那种丰腴的体态。因为多思则伤脾，而她先天肺气又虚，所以她成天以泪洗面。

肺气虚的人会两颧红，眼睛里总有眼泪，是水汪汪的象，这种女孩子比较容易让人怜惜，跟她谈恋爱很舒服，她们想得很周到，情意绵绵，招人喜欢，不像薛宝钗似的过度冷静端庄。

● 肾的情志是恐

肾的情志是恐。恐也有正邪之分，恐的正象是谨慎内守。人一定要有敬畏之心，这是孔子教育我们的。人有敬畏之心，知道谨慎，知道内守，这是肾精足的一个正象的表现。恐的邪象就是"恐伤肾"，比如人过恐会尿裤子，或者"恐则气下"，指人一惊恐，气就会散了，收摄不住。

五脏与五志对应关系表

五脏	肝	心	脾	肺	肾
五志	怒	喜	思	忧	恐

五脏与五变

变是变化，五变即指心、肝、脾、肺、肾若出现变化，身体会有的病态反应。

● 肝气病的表现在握

肝气的表现是"在变动为握",即肝气出现病变时,首先会表现在手的握力出问题,比如手没劲,或者是抽筋、肌肉紧张等。

● 心的表现是厥证

厥证就是四肢厥逆症,即手脚冰凉。医生在把脉时,会观察到一些细微的东西。一个人身体凉到哪儿,他的四肢厥逆已经到了哪一步,手轻轻一捋就清楚了。

医生把脉时会发现,有的人只是手指尖冰凉,有的人是整个手指冰凉,有的人是整个手掌冰凉,有的人甚至凉到手腕,或者凉到肘部,这每一步的发展都是很可怕的。中医甚至认为,一个人如果凉到肘部,那简直就是危症,病得已不轻了。

头顶和脚也是人体末梢,人们年轻的时候,心气很足,冬天很少戴帽子。如果年纪大了,到冬天就会有点畏寒,因为此时心气不足,血脉上不来了,所以常会看到老人家冬天都戴着帽子。如果一个人腿冰凉,凉到膝盖,也是厥证的表现。

● 脾胃病的表现是哕

脾胃病的表现是哕,"哕"这个声音在古代是呕吐的声音。人体正常的时候,胃气是下降的,人体的胃以降为顺,如果"哕"就说明元气虚,肾精不足,人的胃气收不住,就往上走了。人会打嗝甚至呕吐,实际上都是脾胃出现了问题。

● 肺气病的表现是咳

肺气病的表现是咳。比如人们在肺寒时会咳嗽,就是通过振动,把肺寒振出去,所以肺"在变动为咳"。所以一咳嗽就上止咳药是不对的，很多的药只是在消症状，而没能治疗根本。其实，咳声响亮还是肺气足的象，如果强压下去，用药不慎，反而会造成虚咳，甚至哮喘。

● 肾病的表现是栗

肾病的表现是栗，即打哆嗦。打哆嗦这个毛病实际上和肾病相关，如果肾特别寒，就会出现哆嗦、战栗或者打喷嚏。

打喷嚏实际上是振奋肾阳，是身体要通过打喷嚏的方式，把肾阳调起来，把寒气赶掉。所以，身体好的人受凉后还能打喷嚏驱寒，身体不好的人直接就感冒。

五脏与五变对应关系表

五脏	肝	心	脾	肺	肾
五变	握	厥	哕	咳	栗

五脏与五味

五脏在五味上也分别有表现。

● 肝味为酸

中医认为"东方生风，风生木，木生酸，酸生肝"，正常的疏泄需要收敛功能的制约，疏泄兼收敛的功能需要有形的肝脏来蕴涵。

肝主木，"木曰曲直"，"曲"就是人要有所收敛，不能直接就条达上去，所以肝味为酸。酸味有收敛作用，比如木瓜、柴胡等。

● 心味为苦

焦味就是苦味。火性炎上，苦主降，苦味的东西能降心火。比如锅巴、烤馍片、苦瓜。

● 脾味为甘

脾味为甘。小孩子爱吃糖，就是因为脾胃太虚弱。

● 肺味为辛

肺味为辛。辛味走气、走肺，如果肺有病，就别吃太辛辣的东西，以免过度耗散。

● 肾味为咸

凡是咸味的都可以调肾精上来。人活着，要靠每天调一点点元气，就靠盐去调肾气，因为盐是最方便调肾气的东西。

五脏与五味对应关系表

五脏	肝	心	脾	肺	肾
五味	酸	苦	甘	辛	咸

五脏与五臭

中医中，还有就是五臭的问题，是指五种味道，即臊、焦、香、腥、腐。肝味的味道为臊，心味的味道为焦，肺味是腥味，肾味是腐味，脾味是香味。

如果你身体某个部位呈病态，就会特别喜欢吃某种味道的东西。脾胃如果黏滞，人就喜欢吃一些香窜性的东西。这样的东西会宣开脾胃的湿滞。当脾胃特别郁闷、特别压抑的时候，香窜性的东西可以开窍。

古时候，如果有窍闭、昏倒的人，医生一般都会给他服用苏合香丸，这个药的主要成分就是麝香，麝香可以通大窍。但是有些穷人，买不起麝香来通窍怎么办？一般来讲，可以用臭味的东西来通窍。比如将马桶里的粪便在他面前搅和一下，一股恶臭扑面而来，照样能把他的窍宣开，使他苏醒。

五脏与五臭对应关系表

五脏	肝	心	脾	肺	肾
五臭	臊	焦	香	腥	腐

五脏与五液

　　最后一个是五液：肝液为泪，心液为汗，肺液为涕，中焦脾胃之液为涎，脾虚的人就容易经常流口水。肾液为唾，舌面干不干，在很大程度上可以看出肾液的问题。

五脏与五液对应关系表

五脏	肝	心	脾	肺	肾
五液	泪	汗	涎	涕	唾

曲黎敏生命智慧

◆一根手指上有"五脏"：肝筋、肾骨、脾肉、心血、肺皮毛。

◆元气一般是补不了的，如果人的脾胃是好的，就能够积攒一些。元气靠的是天天吃饭和天天睡觉才来的，而不是靠吃补药。

◆脾胃是人体的后天，人只要一出生，都是活在后天。如果能养护、护佑好自己的脾胃，就能使自己的生命健康地发展。

◆把五行弄明白了，还能明白一个人生道理：人不可以过度放纵本性，过度了，就是病态；而且人的一生真正要做的，恰恰是约束本性，才能健康和长远。而这，也是中国的圣人们一切理论的出发点。

—第六章—

《灵兰秘典论》的五脏解读

　　黄帝说："善哉！余闻精光大道，大圣之业。而宣明大道，非斋戒择吉日，不敢受也。"其中，"斋戒择吉日"就是在去除了"个人欲望和由此欲望而产生的杂念"的情况下，才能领悟此中深刻含义，否则，一定要秘藏于"灵台兰室"之中，贪欲横流的庸人是不能够随意翻看的。

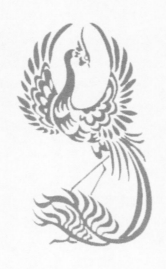

《灵兰秘典论》解析五脏六腑

　　《灵兰秘典论》是《黄帝内经·素问》的第八篇文章，也是一篇非常经典的文章。《灵兰秘典论》中的"灵兰"二字，是"灵台兰室"的简称。"灵台"是儒家对"心"的比喻或别称，"兰室"是对君子住所的雅称。《孔子家语》中说："入芝兰之室，久而不觉其香，为其所化也。""灵台兰室"就表示"朴实无华、真实不虚"的真理。在这篇文章里，作者要用一种最朴实无华的表述方式来告诉大家中医的内涵是什么。

《黄帝内经》是写给悟道的人看的

　　"秘典"是不可以轻易给庸人观看的意思。黄帝在此篇的最后说："善哉！余闻精光大道，大圣之业，而宣明大道，非斋戒择吉日，不敢受也。"

　　其中"斋戒择吉日"就是在去除"个人欲望和由此欲望而产生的杂念"的情况下，才能领悟此论的深刻内在含义。否则，一定要秘藏于"灵台兰室"之中，贪欲横流的庸人是不能够随意翻看的。

　　如果人在欲望横流的情况下读这篇文章，就如同进不了君子之室一样，进不了心灵的层面，会读不懂。所以我们在学习这篇文章之前，也应该保持一种沉静的心态，这样才能好好阅读这篇经典之作。

五脏六腑职能分工及彼此关系

　　文章开篇，黄帝问岐伯"十二脏之相使贵贱何如"，"贵贱"就是人体十二脏的职能分工及彼此之间的联系，用人事中的地位高低作比喻。"何如"就是像什么。这篇文章用的还是打比方的方式，但它是用社会现象甚至是政治地位来比喻五脏和六腑的。这篇文章非常简短，但是它把中医的五脏六腑谈得非常透彻。

五脏对应官职表

五脏	肝	心	脾	肺	肾
官职	将军	君主	谏议之官	宰相	大力士

二

心为君主之官（心是君主）

《灵兰秘典论》说"心者，君主之官也，神明出焉。""君主之官"是指心在五脏六腑当中是统摄脏腑的，是十二官之主。"心"字非常有意思，其他的"五脏六腑"，比如大肠的"肠"字，是有"肉月"旁的，唯独"心"字没有这个偏旁。西医谈到"心"，指的是心脏；而中医谈到"心"，是指神明的一个象。

"君主之官"，是指心在我们五脏六腑当中，就相当于一个君主。所谓君主的概念，如果我们经常看史书的话，就是"帝王将相"，是封建社会最高统治者的象。"君主之官"这个名词，一下子就把心的重要意义给烘托出来了。

心的功能

● 心主血脉

现在一说到"血"，我们都认为人体鲜红的液体就是血，但是在中医里，关于血的定义是这样的："中焦，受气取汁，变化而赤，是谓血。"

"中焦"指脾胃；"受气取汁"指人吃下食物，取其精华；"变化"指一个运动过程，"赤"相当于动词，赤原本是红颜色，在这里红颜色就代表输布之象。这句话的意思就是，人们吃饭以后，产生了一种精华能量，把这种能量发散出去，此即"是谓血"。这个"血"有动词的含义，即人吃下去东西，水谷精华还能够输布四方，才是血。

所以，首先"血"从中焦脾胃来，补血的要点在于加强脾胃的功能；其次，它要疏布四方，血脉要通畅。

● 心主神明

古时人们不说"心脏"，只说"心"。那什么叫"神"？《黄帝内经》中有一个关于"神"的定义："两精相搏，谓之神。"所谓"两精"就是指阴阳，阴阳的相互作用产生出来的动能，才被称为"神明"。即人的心气足了以后，外散出来的才是神明。

● 心主喜乐

心在志为喜，心气虚就会悲；但如果心气特别实，人则喜笑不休。

● 诸痛痒疮，皆属于心

这是心的一个特性。痒是一种很细微、很细腻的生理反应，这么细腻的生理反应是由心来感知的，当人们身上出现痒这种症状的时候，也意味着"心主血脉"的功能不能荣于人体皮肤末梢。

常见心病

心得病有两个层面：一个是心主血脉层面的病，一个是心主神明层面的病。

● "心主血脉"的病

西医认为，心得病了就是得了心脏病，认为全部都是心脏的问题；但是中医会有不同的分析，中医认为，所谓心病的问题，可能跟肺经、胃经、脾经、心经、肾经等都有关。

中医提醒大家在日常生活当中，要养成一个习惯：当身体不舒服的时候，一定要看一下时间。这个时间点很重要，比如说上午九点多发的心脏病和下午两三点或四五点发的心脏病，根源是很不同的。西医会认为这些都是因为心肌梗死。

可是中医认为，上午九点多发作的心脏病，可能是由脾胃的问题造成的；下午两三点发作的，可能是小肠经的问题，因为心与小肠相表里。有的人吃过午饭以后，脸通红、胸闷，这实际上是心脏疾病的一种前兆。如果是下午三点到五点发病，可能是膀胱经的问题所致，那是阳气大虚的象。如果是下午五点到七点发作，那就和肾精大伤相关。

中医看心病

心脏病发作的时间	中医对症看法
上午九点多	可能是因脾胃的问题造成
下午两三点	可能是小肠经的问题，因为心与小肠相表里
下午三点到五点	可能是膀胱经的问题所致，是阳气大虚的象
下午五点到七点	肾精大伤

● 心脏病患者注意事项

首先，肺与大肠相表里，如果心脏病患者有便秘情形，会对他的心脏非常不利。很多心肌梗死患者都是倒在厕所里的，因为人在大便的时候，会用到心肺之气，如果这个时候人特别使劲去排大便的话，就有可能会过度耗散自己的心肺之气，底下一空，上边的气可能"哗"一下就散掉了。所以凡是在厕所里犯病的人都是心已经有病了，再加上下面一泻，心肺之气就彻底没了。

同样，《灵枢·经脉》里也提到了肺经的表现，"是主肺所生病者，咳，上气，喘渴，烦心，胸满"，就是人会呈胸口憋闷的象，但如果到医院去检查，心脏的各项指标却都没问题。这种人在日常生活当中有一个象，就是喜欢长出一口气，没事就调一口气上来，这其实是肺经的病，是肺经表现在心脏上面的一个问题。

还有一种情况也会引起心脏病，就是吃饭吃得过多。中医强调人就活一口气，死也死在这一口气上；人来这一生，玩，靠的也是这一口气；人养生养的也是这一口气，"这一口气"是最重要的。如果吃饭吃撑了，脾胃运化时，就会需要多用一点儿气来把食物消化掉。

我们知道，火生土，火指心火，土指脾，火和土之间就形成了"母子关系"，即心是脾胃的"母亲"。在日常生活中，如果儿子缺钱，会去找谁要钱？都会去找自己的母亲要。在消化过程当中，如果脾胃需要多一点的气，就会从心那里"夺气"，中医里叫"子盗母气"，就是儿子会到母亲那里"夺气"，在这种情况下，就会引发心脏病。

所以，对于心脏病患者，医生会经常嘱咐他们：第一，最好别有便秘的情形；第二，吃饭最好吃七八分饱，少吃多餐都行，不然"儿子"一下子盗"母亲"那么多气，心脏肯定会出现问题。

另外人体还有一火，就是下焦肾阳的真火，这个肾火也温煦脾土。在消化中，如果脾胃力量不够也会夺肾阳，肾气则不能收敛，心肾相交的能力弱了，也会造成心的疾患。

● 中医如何看待心病？

在《灵枢·经脉》里，也讲到胃经和脾经得病对心的影响。如果胃经得病，会"心欲动"，就是指心总会有点儿慌，比如饿的时候，人就会心慌；人吃撑了有可能"子盗母气"，也会造成心脏乱跳的象。如果脾经得病，人会"烦心，心下急痛"等。

肾经、心包经、胆经出问题时，也会影响心脏。比如肾气大虚会造成心肌梗死。因为肾精不足，表现为烦躁、发怒，这就是因为敛不住虚火，肾精已经严重亏失了。肾虚的人，心总是空空荡荡的悬在那儿，容易受到惊吓，而且比较容易烦躁。肾精不足还会表现为心痛。

心包经是心脏的外围，如果心包经出现问题，心脏自然也会出现问题，会出现"心澹澹大动"的象，好像比早搏、间歇都严重，心脏会"扑通扑通"往外跳。其实这个病症在中医看来反而不严重，因为它是在心的外围，不是在里边。

胆经出现障碍，表现出来的象是"心胁痛，不可转侧"，即转身都难受。有的病人躺着的时候，就会觉得心脏特别憋闷，而且不敢翻身，这就是由于胆经出现障碍所造成的。

心经上的心病表现为心痛，心血虚会造成心痛，心血虚就是心脏缺血。在人体当中有三个脏器每时每刻都不能缺血，一个是大脑，一个是心，一个是肾，这三个脏器只要一缺血，身体马上就会启动元气及时补给。所谓高血压也是由于大脑缺血或者心缺血时，身体通过加压的方式满足它们对血的需求。

● 心之主为元气

中国古代被称为"君主"的人，也被称为"天子"，即天的儿子。也就是说，君主是有天管的，他只是代天行令。"天"指什么呢？其实，天就是气数。在历史上，明朝的崇祯皇帝很勤劳，很想有所作为，但是他生存的那个年代——明朝气数将近，他无论多么努力，天灾人祸不断，最后落了个自缢景山的凄凉下场。这是一种比方，意思就是气数会管天子。

心在五脏六腑当中也是君主之象。在五脏六腑之中，心自然也会被管，管它的就是元气。如果一个人元气大伤，也会造成心脏病。元气藏于肾，如果肾精大伤，心就会很不舒服。

在元气、肾精大伤这种情况下，人如果去把脉，可能会有两种脉象：一种是西医所说的"早搏"，就是跳，自己都能感觉到；还有一种是"间歇"，自己也能感觉到。早搏和间歇虽然都是因肾精不足、元气不足导致的，但两者之间仍有不同：早搏，是元气尚可的象；间歇，是元气大伤的象。

（1）心脏早搏

早搏是一种什么情形？我们打一个比方，比如给自行车打气，有的人很使劲，每打一下都会把气筒按到底，都是足够的，就像脉动一样，正常有序；但有的人很无力，他打气的时候，一下按不到底，他就会通过增加打气频率的方法来把车胎的气打足。这个加快频率的方法，就是早搏。早搏相当于你通过努力的方式完成任务。再比如你一天拉一车煤就可以完成任务，但是现在没劲了，一次只能拉半车，所以你必须通过多跑一趟来把这件事完成。

（2）心脏间歇

间歇是一种什么情形呢？间歇会出现脉动上的停顿，指元气已经很不够了，中间得给它努把力，就像马车一样，得抽它（马）一鞭子，它才往前走，如果你不抽，马能歇就歇，所以会出现脉动上的停顿。

早搏和间歇，实际上都是很严重的心脏病。但是间歇比早搏更加严重，因为元气已经大伤了，如果早搏、间歇都已经存在，那就是更加严重的病。

● "心主神明"的病

心是藏神的，在中医里，"心主神明"这个层面的病，一般来讲是指精神的疾病。很多人认为，所有的精神疾病都是心脏的问题，但是中医有不同的看法，中医里有一句话，叫作"心之官为思"，实际上心所表现出来的官能，是用于思索的。如果人们大脑昏沉、思虑不清，这说明心气不足；如果神明特别清爽，就说明心气特别强大，心的输布功能也会特别强大。

在"心主神明"的这个层面，经常会涉及另外两条经脉：一条是胃经，一条是肾经。

胃经之脉如果得病，会出现好几个象：一个是"病至则恶人与火"。"恶"是讨厌，人会有一种心理疾病，就是特别讨厌陌生人，所有的人都不愿意见。另外还会畏火怕光。火就是光亮，如果人的胃病严重到影响"心主神明"这个层面，会有"心欲动，独闭户塞牖而处"的象，愿意自己在屋子里待着，把门关得很严，窗帘也拉得很严实，让屋子里保持着昏暗，这样他才觉得有安全感。

还有一个象，叫"闻木声则惕然而惊"，即听到响动就很恐惧，这是胃经的虚证，也会造成心理疾病或是精神疾病。它的实证会造成人"欲登高而歌，弃衣而走，贲响腹胀"，就是跑到高的地方大声唱歌，还会脱掉衣服到处乱走，肚子里老是"咕噜咕噜"乱叫，或者腹部胀痛。

那么胃经为什么会和"心主神明"这个层面产生关联？其实，在《黄帝内经》有一句很经典的话，叫作经脉"如环无端"，就是经脉彼此之间都是有联系的，不是分割的。胃经有一条线，与心经相连，它们彼此之间会产生很大的影响。所以胃经的病，也会造成心的疾病。

● 元气大伤导致心气不足

心气不足的根本原因就在于元气大伤，而元气藏于肾，肾精如果出现病变，首先会出现"目䀮䀮如无所见"的象，好像什么都看不见了，总是处于一种恍惚状态；其次，人会出现"心如悬"的象，心老是悬空的、害怕的情形；再次，"心如悬若饥状"，就好像饥饿一样，心里慌慌的，可是"饥又不欲食"，饿了也不太想吃东西，总是心慌，手脚冰凉，就像人低血糖时的症状。

还会"气不足则善恐"，如果肾气不足，人特别容易恐惧，叫作"心惕惕如人将捕之"，心里总是慌慌的，总觉得后面有人想抓自己。这些都是属于肾经的病变。

● 中西医看精神病

这两种病变，都涉及一个层面，就是人的精神疾病的问题。现代人的压力比较大，得精神疾病的人越来越多，这一方面和社会背景、工作压力有关，另一方面和自己的生活习性有关。一个人如果不好好养生，老处在一种过度消耗自己元气的境地，就会对胃和肾造成伤害。

工作压力大，人就会出现木克土的情形，得胃病的人就会很多；如果胃寒过重，整个胃经不通，人就会形成抑郁，最后就发展成狂证，会有点疯狂。这些病症现在一般归属精神病这个层面，但是中医认为精神病归根结底还在于胃和肾的病。从这个角度来讲，西方人遇到这种病，一般会去找心理医生，先通过心理辅导来治疗；但是中医就认为要先在生理上解决，比如把他的胃寒、肾寒去掉，有可能经脉通畅以后，这些病自然就消失了。

这是"心主神明"的层面。总之，人的心气如果特别足，神明就会昌明；如果心气大伤，肾气大伤，或者胃气衰败，神明就有可能出现问题。

三

肺为相傅之官（肺是宰相）

"肺者，相傅之官，治节出焉"。"相傅之官"也是一个官称。《灵兰秘典论》这篇文章很有趣的地方就在于，它把五脏比喻为中央官员，把六腑比喻为地方官员。

六腑都是做事的官员，是基层的干部，做很细致的工作；而中央官员虽然不直接创造价值，但是它起到一个权衡治理、统摄大局的作用，如果人的身体没有这种统摄作用，也会垮掉。《黄帝内经》认为五脏为贵，六腑为贱。

肺为帝王之师

五脏中，最"贵"的是心，它是"君主之官"。它的下一级就是肺，肺是"相傅之官"，"相"即宰相，"傅"即师傅。在人体当中，心虽然是最高位，处于南方，但是从人体解剖方面来讲，肺比心的位置高，所以肺可以做君主的师傅，相当于刘伯温、诸葛亮这样的人物。

肺主管"治节出焉"。一般来说，大家会认为"治"是治理调节，但这样理解比较粗浅。毛泽东曾经说过"天下大乱，方能天下大治"，实际上"治"是与"乱"相对而言的一个概念：乱是混乱，治是正常。肺的"治节出焉"就是指如果肺的功能很好，人正常的气机才能表现。

而人正常气机的最关键表现就在"节"。人体有节，天地之间也有节，那就是 24 节气。天地之气正常，24 节气就可以正常。人的肺气是否正常，也要通过"节"来表现。比如有些人到了某个节气的时候，关节就会出现疼痛，这是什么原因？这是不正常的气的作用导致的，如果是不正常的气机，就会导致节的关键点出现问题，出现疼痛的象。

● 过节为什么要休息？

在日常生活中，大家非常注重节日，中国有春节、元宵节、端午节等各种各样的节日。节到底是什么？举个例子来说明，大家可以看竹子的竹节，竹子长一段以后，就会有一个关键点，那个关键点就是节。

中国古代强调过节，实际上是告诉大家：每到一个节日，人们的生活都会出现一次转变、转机，"节"其实也是转机的意思。过节为什么要休息？实际上是在告诉大家，要通过这种保持休息、安闲的状态，来让自己平安地度过气机的转换点。

但一般人现在对过节有认识上的误区，似乎过节就意味着大吃大喝、暴饮暴食的日子来了，这样反而会造成很多的"节日病"，这跟古代的理念恰恰相反。古人认为，这种时候要休息，才可以躲过灾祸（外邪）。

● 春节驱除年兽

古人认为每年除夕夜会来的"年兽"就是一个会吃人、害人的外邪大鬼，该怎么躲过去？传统文化、传统民俗就有很多办法。

（1）大放鞭炮。人们过春节的时候会大放鞭炮，放鞭炮其实就是在驱鬼。

（2）聚在一起。过节的时候，大家还要聚在一起，因为聚在一起人多力量大，可以抗衡邪气。

（3）守岁不睡。人们还要守岁，因为"岁"是个大怪兽，大家一夜不睡，坐在一起，让每年到了这个时间关键点，固定会来的这个鬼能够过去，不被它所害。

（4）灯火通明。守岁时，家家户户到处灯火通明，因为鬼怕灯、怕火。

这样，大家就能很好地去理解"节"的意思。

肺主一身之气

在中医理论里，肺的第一个功能是"权衡治理，主一身之气"。人的一身之气，全是由肺主管的。如果全身没劲，也是肺的问题。

半夜三点到五点的时候，是肺经当令，它开始重新分配全身的气血，所以夜里三点到五点的时候，我们必须要进入深睡、熟睡状态。这样对我们的健康十分有利。这个时候人们如果不睡，就会干扰肺气对全身气血的输布，因为在气血分配的状态下，所有的部门最好都能处在一个相对平静的状态。如果这个时候，突然有个部门处在活跃的状态，那么它要的气就会多，就会干扰中央输布的功能。

但是有的人恰恰会在半夜三点多钟起一次夜，这个怎么解释？当气血要全身输布的时候，如果有一泡尿憋着，它也会影响全身气血的输布，在这种情况下，该排泄就去排泄掉，只要回来能够继续睡着就没事了，它并不影响肺主一身之气的功能，肺还是会去正常分配全身的气血。

● 肾气足才能深呼吸

快死的人，医生会给他们用呼吸机，但还是不行，他们还是猛喘，他们身体内部的气已经严重不足了，不是外界就能给的。为什么外界给不了？因为中医说到"气"时，气降不降得下去，还和另外一个脏器有关，就是肾。"肾主纳气"，肾的收藏能力强，气才能够进入身体，包括呼吸之气；如果肾的收藏能力不强，气可能只到咽喉部位，也可能只到胸部。

有的人时常觉得胸闷，就是因为他肾气虚了，他的气下不去，只能停留在胸部那里，肾主纳气的功能已经很弱了。

像肺炎、感冒、咳嗽这些普通的毛病，可能还处于"肺司呼吸"的这个层面，是由肺寒造成的，但如果是很虚的哮喘，躺都躺不下去，病症的根就在肾而不在肺了。而肺肾之间又隔着胃，这时胃气足不足也很重要。

● 肺气来源于脾胃

《黄帝内经》认为"人受气于谷"，"谷"就是粮食，所以人体内部的气，是从胃来的，是从食物当中来的，这就是"脾土生肺金"，如果人自身消化吸收功能很强，人体自身的气就会很足。

因为人活在后天，所以一定要把脾胃养好，"谷入于胃，以传于肺"，人们吃下食物之后，食物的精华输布出来给肺，由肺输布全身，人才有足够的气。

● 肺主全身的营卫之气

"气清者为营"（营气）、"气浊者为卫"（卫气），就是指在这个气里边，比较清的那一部分，即比较精微的物质，就为营气，同时它可以将所藏之精输布出来；比较浊的部分为卫气，可以将产生的精微收敛固摄起来。精微的部分行在脉络中，经脉是全身心的，是"如环无端"的。在中医学上，有一个很重要的原则，就是人全身的经脉都应该通畅，如果不通畅，肺主一身之气的功能也就得不到充分的体现。

肺"司呼吸"，是说肺有一个部门专管呼吸。现在很多人喜欢去郊外呼吸新鲜空气，认为这对身体有好处。其实，无论营气和卫气，都来源于水谷，是经脾胃运化而成，并未说来源于空气。

呼吸只是肺的功能之一，肺所"主"的是全身的营卫之气，而不是"主"呼吸之气。许多病危的人会出现严重的喘促，此时使用氧气或去掉氧气，患者的呼吸频率是不会有什么变化的。这说明，在一般情况下（高原反应除外）所出现的呼吸困难，不是缺少氧气，而是缺少元气。

常见肺经病

肺经病比较浅时，表现在经脉上的症状有：

● **肺胀满**

人"嘭嘭而喘咳"，即咳声非常嘹亮、非常响。这是轻症，比较好治。

● *缺盆中痛*

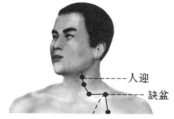

缺盆穴示意图

缺盆穴位于肩前锁骨里边，很多经脉都会从缺盆穴处经咽喉上脑，很多病一步一步往上发展时，就会显现在缺盆穴，比如肩膀酸痛、不舒服等。

走缺盆的经脉有：肺经"缺盆中痛"，大肠经"下入缺盆络肺"，胃经"入缺盆"，小肠经"从缺盆循颈上颊"，三焦"从膻中上出缺盆"，胆"下颈合缺盆"等。

既然缺盆如此重要，最好多活动肩部，可以用手心劳宫穴捂在缺盆处多按摩，或两手自然搭肩上上下活动。

肺经病重症的症状：

● 上气喘喝

如果肺经病往脏腑发展，就会出现"上气喘喝"，即开始出现喘，这说明疾病深入到脏腑了，这和肾不纳气相关；还可能出现"烦心胸满"，会影响到心脏，比如人肺气不足，心气也会大伤。

肺经病也会与胳膊相关，因为肺经出于云门、中府，沿着手臂前缘的上线，一直走到大拇指指端；另外一条会走在食指指端，而肺与大肠相表里，所以这个指尖就是经脉阴阳交通之所，是很重要的地方。

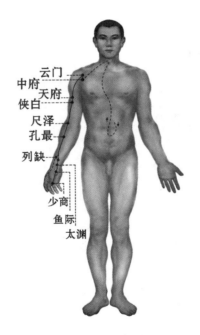

肺经经穴示意图

● 掌中热、小便数而欠

"掌中热"，即手掌心发热，也是肺经深入脏腑的病，因为它影响到心包、心经。如果出现寒证，会"小便数而欠"，"数"就是总去厕所，是多次的意思；"欠"是少，每次就一点点，这是肺气盛的象。即有一种人肺气盛，他会一遍一遍上厕所，但每次尿得又不多。

● 少气不足以息、溺色变

如果肺气再虚，"少气不足以息"，相当于人有很深的哮喘症，老喘不上气来；然后还有一个现象，就是"溺色变"，即尿的颜色可能会出现一些改变。这些都是肺经病导致的症状。

● 为什么说"十指连心"？

所有的指端表里经相交的点位，就是阴阳交通的要点，这些地方很重要，气血薄，流速快。有句话叫"十指连心"，大家会发现指尖稍微受一点儿伤，人就会觉得很痛，心都会痛，就是因为这个地方气血特别薄，感觉特别强烈。

这个地方如果通畅的话，对身体很有好处，所以大家可以经常活动十指，用十个指尖相碰，经常敲打指尖，让指尖的气血处于活跃状态，有利于气血阴阳交通。手脚总是冰凉的人，可以经常做这个动作，这个动作实际上对人体是非常有益的。

四

肝为将军之官（肝是将军）

肝主谋虑

《灵兰秘典论》曰"肝者，将军之官，谋虑出焉"。将军是要主谋虑的。人的聪明才智能不能发挥出来，要看自己的肝气、肝血足不足。如果肝血足、肝气足，人做事就会踏实、稳重；如果肝血虚，人就会非常容易动怒、烦躁，容易大动肝火。

人为什么会大动肝火？因为谋虑不足，想问题想不清楚。《黄帝内经》认为"因思而远谋，谓之虑"，"虑"指想得非常远，"谋"是策划。所以，将军最重要的工作并不是带兵打仗，而是运筹帷幄。

● 丑时养生关键——养肝血

在日常生活当中，经常会出现一个现象，有些学生怕自己考试考不好，经常会熬夜，夜里看书看到两三点。殊不知夜里一点到三点是丑时，正好是肝经当令，这个时候如果熬夜，没有充分地休息，肝血就会不足，这个时间段看书，不见得能记住什么内容，反而会影响自己聪明才智的发挥。

人为什么需要休息——肝主藏血

《黄帝内经》有一句话，叫作"卧则血归于肝"，"卧"就是睡觉，如果人要睡着，有一个动作就是闭眼睛，因为"肝开窍于目"，肝在所有脏器里相当于一个官窍，就像阀门一样。假如人闭上眼睛，就等于把阀门关闭了，全身的气血就会归于肝，由肝来藏血，重新做血的滤化。所以说，如果人的睡眠很好，就能够使肝脏得到很好的休息，这是肝经的一个主要功效。

现在，人们大量地使用电脑，一天到晚盯着电脑屏幕，更有甚者，没日没夜地在网上玩游戏，不吃也不睡，最后这样的人可能就会疯掉，因为他们的神明已经散尽了。如果眼睛不常闭的话，人没有及时休息，对人身心的损伤是很大的。

在日常生活中，我们应该经常让眼睛休息一下。因为眼睛就是肝神出窍的地方。比如在阅读过程中，在上网过程中，如果能够时不时地闭一闭眼，对身心来说都是一种休息，会使神内敛，不会耗散太多。

常见肝经病

如果肝血不足，"诸风掉眩，皆属于肝"，即风动之症、抖症、头摇晃等，其实都是肝血不足的象。同样，肝血不足的人，会非常烦躁，会经常发脾气。

如果肝经出现病症，会有很多表现：

● 两胁下痛

"胁"指从腋下到腰上的部分，两胁下痛是肝气瘀滞；严重的

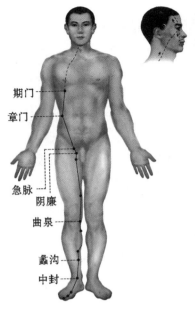

期门

章门

急脉
阴廉

曲泉

蠡沟
中封

肝经经穴示意图

就会"引少腹","引少腹"就是指使得小腹也会疼痛，因为肝经也从小腹部经过，同时"令人善怒"。这些都属于肝经的实证病。

怎么治呢？一是少生气；二是两臂常上举；三是按摩腋下和后背；四是吃中药，但得找到明理的医生，如果老是吃舒肝解郁的药，也许会越来越虚。

● 目无所见、视力模糊

"肝受血而能视"，是说如果肝血足，人就能看见东西，所以当人两眼模糊的时候，实际上是肝血不足的象。"足受血而能步"，如果脚部能够得到血液的濡养，就能走路。"掌受血而能握"，如果手掌气血充足，人就有握力。"指受血而能摄"，摄取的作用，其实是很精细的，比如小孩子，刚开始是抓东西吃，然后才会一根一根地往外挑，这都是肝气不断壮大的一个象，是肝血足的一个象。

● 肝血凝聚，气脉不通

如果"卧，出而风吹之"，即睡醒以后，出去吹一吹风，人就会"血凝于肤者为痹"，出现痹症，因为气血还没有很好地输布开来，会凝于皮肤之间，形成血痹之症，然后凝于脉。如果再继续往里深入就会"涩"，涩就是指有点像血脂黏稠的象。如果肝血被凝聚，就会很黏稠、很涩，气脉不通。"凝于足者为厥"，如果脚受风，就会成为厥证。

● 腰痛不可俯仰

有些人腰痛得很厉害，弯腰都特别难受，如果有这种情况，可以去按摩一个穴位——太冲穴，它是肝经的一个很重要的穴位，在大脚趾旁边。

如果人生气，太冲穴就会有疼痛感。大家每天晚上洗脚的时候，按摩太冲穴，可以把疼痛揉开，只要太冲穴不疼，这条经脉就没事了，就算很通畅了。

● 生殖系统出现问题

病症为"丈夫㿗疝，妇人少腹肿"。肝经是唯一绕生殖器而行的经脉，它不仅绕男性生殖器，也绕女性生殖器。肝经若得病，就会出现生殖系统方面的一些问题。比如男性阳痿，中医一般把它归属为肝病，因为肝主筋，阳痿就是筋的功能出现了问题。治疗时，有一个大方向，就是一定要使经脉通畅，肾经经脉通畅，才能够生肝木。

如果人肾精特别亏失，也会造成肝的病变，所以中医经常说，肝肾同源。如果一个人已经得了肝病，不要单纯地认为只是肝的问题，因为肝的根本在肾；如果肾出现了问题，人照样会得肝病，两者之间是密切相关的。

这就是《黄帝内经》传递给我们的一个信息：当人们看任何事物的时候，最好多方面地去观察，知道事情的前因后果。任何事情都不会突然发生，它一定会有前因后果。

● 嗌干

如果肝病发展严重的话，就会"嗌干"，即嗓子会疼痛。咽喉是"要道"，因为凡是上脑的经脉，统统都要经过这个狭窄的通道上去，肝经也是循着咽喉处走的。所以咽喉病并不是小病，而是重病。很多人会犯咽喉病，比如说现在的小孩子，都是非常聪明的，但是他们想得太多、思虑太过，所以小孩子现在也经常犯咽喉病。

● 口苦、口干

如果肝气外泄，一直上亢，条达之性过分，酸收之性不足，人就会口苦、口干。比如有些人早上起来口会很苦。因为肝胆互为表里，苦也是胆病的一种表现，所以大家在日常生活当中，要注意每个细节，发现身体的变化情况。

我建议大家最好能有一张中医经脉图，挂在自己的办公室或者家里，当你哪个地方出现疼痛的时候，先在经脉图上找一找，到底是哪儿的问题，这样你向医生表述也能更准确一点。而一个好医生，在问诊的过程中，一定会问清楚病人到底是哪儿疼。

● 面尘脱色

即脸上没有光泽，"如蒙土状"，好像蒙着一层尘土，而且面无表情。"色"代表一种表情，比如"喜怒形于色"，就是喜怒在脸上会显现出来。"面尘脱色"也可理解成贫血似的"脱色"，就是肝血虚的表现。

● 胸满呕逆

就是说，人经常会气逆，经常打嗝，气往上涌。在日常生活中，通过按摩胃和肚子，能够先改善调理一下，即气上逆时，你就让它下行。假如人郁闷得很严重，膻中穴就会被堵，这时可以用大拇指往下捋膻中穴，让气能够降下去。

● 飧泄

"飧"是晚饭的意思，"泄"就是拉稀。"飧泄"就是食谷不化，吃什么东西拉什么东西。得这个病的根本原因就是"下焦无火"，肾阳很虚，没有热性的东西，没有力量。

腹泻意味着津的功能减弱，就是人体内的液向外渗透的功能减弱，这个渗透的功能可以靠"火"来增强，比如热气就是"火"。

● 遗溺闭癃

"遗溺闭癃"分两种象：一种是遗尿，小便收摄不住。有的人经常是咳嗽一声，连尿都能带出来，这种人的身体不但下焦无火，而且上面有肺寒。另一种是闭癃，憋得难受，但是尿不出来。要想撒出尿，靠的是膀胱的气化功能。膀胱属于太阳经，它的主要功能是气化，需要由阳气把尿津出去，如果没有这个功能，尿就可能会被憋住。

五

脾为谏议之官（脾是谏官）

"脾者，谏议之官，知周出焉"，这句话出自《黄帝内经·素问》的遗篇《刺法论》，而在《灵兰秘典论》中，脾胃被合称为"仓廪之官"。《刺法论》专门把脾胃分出来，说脾是"谏议之官，知周出焉"。

邹忌讽齐王纳谏

我们都读过一篇文章，叫《邹忌讽齐王纳谏》。"讽"实际是暗示的意思，在传统文化中，下属给上司提意见是需要技巧的，不能直接指责上司，因为古时讲究地位的尊卑。邹忌正是通过讲故事的方法，来提醒齐王。

当时齐威王很骄傲，觉得全国人民都挺喜欢他，所有大臣也喜欢他、崇拜他、欣赏他。美男子邹忌看出齐威王有这个问题，于是就告诉他："臣诚知不如徐公美。臣之妻私臣；臣之妾畏臣；臣之客欲有求于臣，皆以美于徐公。"邹忌说：大老婆夸他英俊，是因为爱他；小老婆夸他英俊，是因为怕他；而朋友夸他英俊，是因为有求于他。也就是说，每个人夸他、拍他马屁，实际上都是抱着自己的个人目的来的。

齐王听到这个故事就清醒了，明白所有人夸赞他，都是有个人目的在里边的。如果邹忌直接说："你太傻了，别人是怕你、有求于你，才会恭维你的。"这样直接提出来，齐威王肯定不爱听。所以中国的谏议之官，是很会发现问题，并且很善于给别人提醒，劝告别人改正错误的。

脾为谏议之官，主一身肌肉

脾在人体当中就担当了这样一个角色。脾能够知道方方面面的问题都出在哪儿，即"知周"，然后通过自己的作用来把这个问题改善。脾在中央，它的主要服务对象是心肺。如果对照现代社会，谏议之官就相当于检察院系统，负责看各方出现什么问题，然后再把这些问题传达给中央。

脾在五脏这个大家族里面，就相当于一个丫鬟。因为"脾"的右边和"婢"的右边一样，都是"卑"，"卑"是地位低下的意思。脾这个丫鬟，它很忙碌，哪儿出现问题，它就马上去解决，或者把这个信息传递出去。在大家族里，其实最怕丫鬟得病，丫鬟一生病，就没人做饭、没人干活，这个家族就会处于一个瘫痪的状态。

所以《黄帝内经》很强调脾的重要意义。"脾主一身之肌肉"，假如脾生病了，那么人体的肌肉就会出现问题，比如会出现痿证，即肌肉无力的症状或者重症肌无力等。

脾主统血

脾主统血。"统"是统摄的意思。脾统摄血不外溢，比如女子来月经，是往下流，可是如果脾统摄血的功能丧失了，血就可能会上溢。如果一个女子月经不调或者不来月经，医生就会问她有没有流过鼻血。

　　流鼻血在中医里叫作"经血倒流"，如果脾统血的功能减弱，它就不"知周"了，也不"谏议"了，它会不管四方，这样，血就可能会到处流溢，不按照正常的路线走，从而出现经血倒流的现象。而且，脾在志为思，如果一个人过度思虑，也会伤害脾。

常见脾经病

　　脾病的浅证表现：

　　● 舌本强

　　首先是"舌本强"，即舌头不灵活。因为脾经在循行的路线上，是沿着咽喉上来的，然后"连舌本散舌下"，即最终散于舌下。假

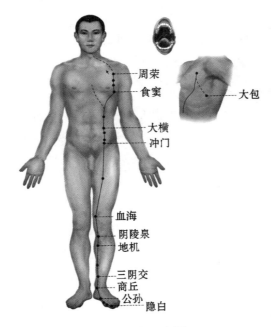

脾经经穴示意图

如舌头不灵活、僵硬，就可以考虑是不是由于脾经的问题造成的。

● 食则呕

其次，脾病会表现为"食则呕"，即一吃饭就往外吐，这个象也是脾经不运化的一个表现。

● 胃脘痛

再次，脾病会表现为"胃脘痛"（胃痛）。胃脘，指容受食物的脏腑、胃腔。

● 腹胀、善噫

肚子里常有腹胀的感觉，还不断打嗝。如果有人得这样的病，如何能舒服一点？《黄帝内经》中说"得后与气，则快然如衰"，即假如腹胀、打嗝，上下都不通的时候，放个屁，人就会觉得很舒服。

其实，人有些很本能的快乐，比如说大小便、放屁、出汗，这些都是人的一种很本能的表现，其实这些现象是身体在自保，是人体自身在解决问题。

● 身体皆重

脾病的另外一个象是"身体皆重"。因为脾主肌肉，人脸上有一个纯肉的象，就是嘴唇，嘴唇里面没有骨头，全是肉，所以脾气如果很充分，嘴唇就会很丰满、很圆润。如果嘴唇变薄或者嘴唇有一些病变，就说明脾生病了。

● 体内湿气过重

人体内湿气特别重，也是脾虚的一个象。有的人特别胖，有可能就是湿气重，像这种问题如何解决？首先，要改变自己的饮食结构；然后，要多运动，因为脾主运化，若要运化四方，就需要不停地动，才能够帮助人把身体里的湿气全都运化出去。

脾病加重时的症状：

● 舌本痛

脾病如果加重，就会出现"舌本痛"，即舌根底下开始出现疼痛。

● 体不能动摇

人会出现"体不能动摇"，身体特别重，动不了；或者吃不下、"心下急痛"等。

● 黄疸

"黄疸"也是脾气外溢的一个象。

● 溏泄

有时人会"溏泄"，即经常拉稀，或者大便非常黏滞。什么叫"黏滞"？就是冲厕所的时候冲不干净、冲不下去，就说明它的性质比较黏，这个也属于溏泄的象，是脾的湿气太重造成的。

● 身体不能卧

还有一种情况是不能卧，一躺下就特别难受，如果勉强站起来，大腿和膝盖就会出现肿胀和厥逆之症（手脚冰凉）。足太阴脾经是从大脚趾的隐白穴开始出现，隐白穴在大脚趾内侧，因此大脚趾疼痛，实际上也是脾经有毛病。

● 家庭实用减肥法——按摩大腿内侧，调理脾经

手和脚都有经脉循行，脚尖和手指尖有很多经脉通过。脾经通过大脚趾内侧，就是赤白肉际处，即足掌面与背面的交界处，沿着

大腿内侧往上走。

在中医里，凡是在大腿内侧的都是阴经，在大腿外侧的都是阳经。比如腿的上缘前面这部分相当于胃经，沿着裤线的是胆经，后边沿着大腿的正中线下去的是膀胱经，这些都是阳经；而脾经是阴经。

中医里有一个方法是拍胆经，很多锻炼方法也会提倡敲打阳经。如果阳能够运化起来，也能够带动着阴经起来，对身体会非常好。因此，人们平常除了敲打胆经之外，还要经常按摩大腿内侧，如果要减肥，也可以沿着脾经去做一些调理，会非常有效果。

肾为作强之官（肾是大力士）

"肾者，作强之官，伎巧出焉"。这个问题非常有趣。"作强之官"到底是什么样的官？前几节讲过，"心为君主之官，肝为将军之官，肺为相傅之官，脾为谏议之官"，这几个"官"都好理解。这个"作强之官"到底是什么官？其实，这个作强之官，就是指大力士。

肾是心的护佑

大力士可以干什么？我举一个例子，大家就懂了。古代打仗时，会有战车，战车上一般站三个人，一个驾车的，君在左，大力士在右，古时强调"左边为尊"，所以君主或者将军一般都立于左侧，而"作强之官"，即这个大力士，就是保护君主或将军的。他的力量是非常大的。在现实生活当中，人们的力气或者"劲"都是从肾来的，也就是从腰来的。人

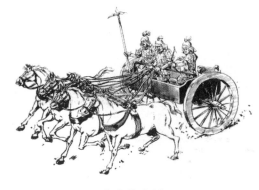

古代战车图

有没有劲，其实全看腰有没有劲。如果肾已经虚了，人就会老哈着腰，这是肾气大伤的象。"作强之官"大力士就是来护佑君主的，心为君主之官，如果心有问题、心得病，有可能就是肾护佑心的功能出问题了。

大力士除了护佑君主以外，还有一个作用，就是在打仗的过程中，如果战车陷到沟里泥里，大力士一定要把它扛出来，所以大力士必须有劲。这实际上就已经说出了肾的功能：第一，要护佑心；第二，要有力气。

● 动肾气，发"嗨"音

鲁迅在《中国小说史略》中曾经说过，诗歌起源于劳动和宗教。如果说人类的诗歌起源于劳动，那么第一诗歌流派应该是"嗨哟嗨哟"派。为什么是"嗨哟嗨哟"派？因为人在劳动过程中需要用力气，比如抬重物时，大家都会保持节奏一致，喊号子"嗨哟嗨哟"，边喊边往前走，这样可以减轻辛苦。

医药家陶弘景在《六字诀》里曾经讲过，发"嗨"这个音，实际上对肾是有作用的。因为人只要一动肾气，就会发"嗨"这个音。比如举重运动员，他会有一个爆发力气的时刻，他绝对不会发"啊"音，因为"啊"是心音，他爆发力气的时刻用的不是心，而是肾。

而且一般来讲，"嗨"这个音别人是听不到的，他是自己暗中较劲，"嗨"的一下就把它发出来了。在现实生活当中，人的很多声音，都不是无缘无故发出来的，尤其是在事情很危急的情况下，人们发出的声音可以表现人体的某一个脏腑在启动。

肾精能创造生命

除了作强，肾还"伎巧出焉"。表面来看，"伎巧"就是说人很灵巧，什么都会做。当人肾精足的时候，心肾相交的能力强，人的心就会很灵。有一个成语叫"心灵手巧"，其实"心灵手巧"这一件事代表了两个脏器："心灵"是心的问题，"手巧"是肾的功能。

"伎巧"更深层的含义是什么？有一个注解《黄帝内经》的人叫王冰，他曾经说过一句话，就是"造化形容"，他认为肾还有一个很重要的功能，就是"造化形容"。所谓"造化形容"，就是指肾可以造化万物、孕育生命。

大家都知道，如果人要怀孕，就要动用肾精。对于男人的生殖系统来说，精子具有极强的活动能力，能够促使卵子发生变化；对于女人来说，受精卵着于子宫内，可以使一个"卵细胞"逐渐培养（造）变化（化）出具有特定形体（形）和容貌（容）的人来，所以称作"造化形容"。如此的"作强"和"伎巧"，真可谓"天地造化"！

有时候，当一个女人怀孕的时候，她会想这个孩子一定要像我，一定要像妈妈，其实孩子的长相不是我们人所能够决定的，这个孩子会怎样，其实全看精子和卵子的结合怎样，这是天地造化的一个问题。精子和卵子某一瞬间的结合，最后会产生什么，是超出我们想象的。所以每一个孩子的诞生，都会给父母带来一种惊喜。这是肾的另一个功能，即能够创造一个新的生命。

肾主藏精

中国人喜欢补肾，这是中国人很聪明的一个象。因为中国人明白：人的生命力来源于身体内部，更深的身体内部就是肾精。肾属北方，有玄武之象。"肾主藏精"，就是说肾主要是有封藏的作用。在《黄帝内经·素问》的《六节藏象论》中，曾经提到过一句话，叫"肾者主蛰，封藏之本，精之处也。"即肾是精所存在的地方。

● 中医的肾——肾经

大家不要把"肾"理解成"肾脏"或者"腰子"。在中医里谈到某一个脏器时，更多的是指这个脏器的功能，而不是那个实体。所谓功能的更好的一种表现，就是指经脉，一个脏器要通过经脉把这些功能显现出来。

肾是主藏的，不管任何东西，它都可以把它们很容易地进行封藏。但用一句俗话来说，那就是肾有点傻，因为不管有什么东西来了，它的第一个功能就是先把它们藏住，所以在治疗上会出现一些问题。

比如说阴寒性的药，容易入肾，肾会一下子把它们藏住，这些药里一般都有阴黏之性，如果要想化掉这些黏滞之性的药，就需要多带出一份肾精，需要更多的元气来化它所藏的这个东西，由于多调了元气，所以人会显得精神一些，但老这么调着元气，久而久之，人就会虚弱。

● 养足肾精，定力才好

在我的《〈黄帝内经〉养生智慧》中，我讲过北京城门的问题。从风水学上看，北门是不可以开的，因为北方主收藏，要想藏得住，就不能开北门。但是北京城的北面有两个门——安定门和德胜门。这两个门在某种特殊情况之下是可以开的，不过也不能同时开启，就是在军队出征打仗的时候，可以开启德胜门；当军队得胜回朝时开启安定门（也有出安定门、回德胜门的说法）。

这是什么意思？这实际是在告诉我们一个很重要的道理，即如果人要想有定力，是要靠肾精足；要想得胜还朝，也要靠肾精足。同时，这两个门一定是一出一入，因为肾主封藏，只有在动用兵力，动用人身体最关键的部位时，才可以把肾精调动出来用，平时，一定要把肾精藏好。

● 为什么中医强调补肾？

治病也是一场战争，中国古代有一句话，叫作"用药如用兵"，即用药就像用兵一样，敌人就像我们身体的寒邪，如果要打败这些寒邪，人一定要调动正气，但是在打退寒邪的过程中，人肯定也会有损伤，如同有战争必然有牺牲一样。

所以有时治好病以后，人们会出现一个虚象，因为正气也受到了损失。因此，肾精有一个原则，一定要有出有入，要及时回补，就像企业动用了老本以后，一定要记着及时回补，所以，中医强调补肾。

● 肾要怎样补？

但是肾该怎么补？首先，大家要明白：身体是一个最自足的组织系统，不是人想补就能够补进去的。如果经脉不通畅，又乱吃补药，只会对身体造成伤害。

比如"亡羊补牢"，假如羊圈里有五只羊，由于栅栏坏掉了，跑掉两只羊，从一种很简单的思维来讲，就是再去买两只羊放在圈里，但是这不叫"补"，真正的"补"是要先把栅栏修好，修好之后羊就不会再缺失。对应人的身体来说，人一定要固摄住现存的一些东西。其实，中医里谈的"补"的问题，在很大意义上也就是固摄的问题。

如果人只是不断地往身体里加东西补进去，而身体的"栅栏"没修好，肾精照样会缺失。所以最重要的一点，也就是经脉要通畅，不然药是补不进去的。而且所有的补药都有一个特性，叫滋黏之性，很难化开。有的人脾湿本来就很重，脾胃很弱，如果他还总吃滋黏之物，像年糕之类的，那么他的脾湿就会更加严重。所以大家要重新想一下补的问题。

常见肾经病

肾病经常会表现在哪些方面？

● 饥不欲食

"饥不欲食"，即虽然人感觉很饿，但并不想吃东西，吃不下。因为人元气不足，没有力量去消化食物，所以，人饿了也不想吃，吃了以后反而要多调元气上来，更加损伤身体。

● 面如漆柴

"面如漆柴"，即人脸上像漆柴一样。中国古代，家里有年纪很大的人时，一般都会先准备一口棺材，这口棺材每年都要上一遍

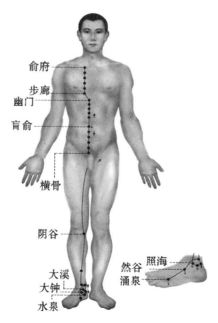

肾经经穴示意图

漆，要不断地打磨，不断地上漆，最后，棺材油光锃亮，能照出人来。所谓"漆柴"，就是指人的脸像木柴只刷过一层油漆一样，没有光泽、发黑，因为肾属黑色，所以，如果人"面如漆柴"，就表明肾有毛病。

● 咳唾则有血

"咳唾则有血"，即人只要一咳嗽或者吐唾沫，咳出来的东西或者唾沫里面有血，这是肾精不再收敛的象。因为唾是肾液的外现，是肾精的精华，就像肾水气化以后的雾一样，所以唾是很宝贵的。但是如果唾里含有血丝，那就代表肾主藏的功能已经很弱了。

● 喝喝而喘

"喝喝而喘"，实际上是指哮喘，特别是指肾精大虚的哮喘。这种哮喘会让人"坐而欲起"，即人坐下之后，就觉得气被憋住了，总想站着。

● 抑郁惊恐

这是一种精神症状，叫"目䀮䀮如无所见，心如悬若饥状，气不足则善恐"。指人会惊恐，总担心、害怕发生什么事情，什么事都担心。比如下了楼以后，又跑上来开门，看看屋里怎么样，然后重新锁上，再下楼，再上楼……这都是肾虚的一种象，是抑郁症的一种前兆。

● 口热舌干，咽喉肿痛

其实这是膀胱气化不足造成的肾病，因为肾与膀胱相表里，膀胱阳气虚，不能温煦肾水，肾水不能上行为唾，就会出现舌干的现象；肾水不能上达，只有虚火在上，则会出现口热和咽喉肿痛的症。

● 痿厥嗜卧

"痿厥",即"四肢无力为痿,四肢冰冷为厥"。"嗜卧",即人特别爱躺着。为什么爱躺着?因为人的精不足,全身无力。有一些老人,白天总是躺着,就说明他的阳气和肾精都不足。小孩子很少有喜欢躺的,他们只要会走路,就很活泼好动,经常是蹦蹦跳跳。人年龄大一些之后,肾气缺失,只喜欢慢慢走路。60岁之后,人就喜欢躺着了。这都是肾精缺失的象。

● 但欲寐

"但欲寐",即人隔一会儿就会睡一小觉,但每一个小觉睡得都不踏实,或是想睡又睡不着,这都是老人的象。人老了以后,白天总会昏昏欲睡,这实际是肾精不足、阳气不足的象。

为什么晚上反而不睡?其实,这也是肾精不足的象,因为肾精不足,人没什么可收敛的,所以晚上反而会更有精神,而年轻人往往头一靠着枕头就会睡着。

什么叫健康?什么叫亚健康?健康就是在生活当中没什么心事,躺下就能睡着。现在很多人躺下反而睡不着,这实际上就是亚健康。过去有一句话,叫"圣人无梦",那就是身体健康的一个方面。如果有人夜里一个梦接一个梦,甚至是今天做完的梦明天接着做,那就说明这个人真的没有得到很好的休息,久而久之会疲惫不堪,慢慢地就会失眠。所以人能不能好好睡觉,是一个关系健康的大问题。

● 足下热而痛

足下热,是"虚阳外越",肾的收藏能力弱了。"痛"则是精少或"不通"。这是足下的病,因为脚底有一个涌泉穴,是肾经的发源地,所以脚下的痛也同肾经有关系。

七

膻中为臣使之官（膻中是宦官）

心包代君受过

"膻中者，臣使之官，喜乐出焉。"所谓"膻中者"，是指人体里边很特殊的一个系统，即心包，这是在五脏之外，中医里边加出来的一个脏器。膻中穴在两乳的正中间，是人体非常重要的一个穴位。《黄帝内经》认为"气会膻中"，人体的气机在很大程度上都会通过膻中来表现。

这里又涉及西医的一个概念，就是"胸腺"，胸腺是指膻中穴到肚脐之间的一个腺体。在人出生之前，胸腺是一个很大的器官，等到人出生以后，它就迅速地萎缩。其实，这里边暗示着一个很重要的道理，就是小孩子之所以能在母亲子宫中，用十个月来完成人类几亿年的进化，这和膻中、胸腺是有密切关系的。

● 经脉通畅，身体发育才能好

所谓"喜乐"，在某种意义上是指经脉特别通畅，如果经脉特别通畅，小孩子的发育就会特别顺畅。我们也会发现，人在婴幼儿时期长得非常快，基本上一天一个变化，而过了青春期，人的生长速度就明显减缓了。这些都和膻中有关系。

● 心包代君发令，宣发正气

"臣使之官"，是说膻中是代君发令的。中医认为人体有心，同时有心的外围，即心包，而心是不受邪的，心包就有了代君受过的功能。所以这个"臣使之官"就相当于所谓的宦官，代君行令。

为什么要用它代君行令？因为传统文化认为，君主是喜怒不形于色的，就像心的喜怒也是不形于色一样。那么"形于色"的这个功能，要由谁来承担？就是心包来承担的。

心包有一个很重要的功能，就是阻挡邪气、宣发正气。比如北京有紫禁城，紫禁城里有皇宫，紫禁城就有阻挡邪气的作用，让外面的邪气进不来，同时又可以向外宣发正气。

心包主疏通气机

心包在人体当中有一个非常重要的作用，就是疏通气机。如果膻中闭塞，人们的气机就会很不顺畅。现代人工作压力都很大，膻中这个穴位非常容易堵塞。因此，在日常生活当中，大家要经常梳理、按摩膻中这个地方。

现在有一种做法，就是拍打膻中。不过我个人认为，这种拍打对膻中的影响有点过了。其实正确梳理、按摩膻中也不难，用大拇指直接往下捋就行了。人如果生气，就可以用大拇指，直接往膻中下捋100下左右，这样对自己的气机会很有帮助。

常见心包经病

心包经的病症经常会表现在哪些方面？

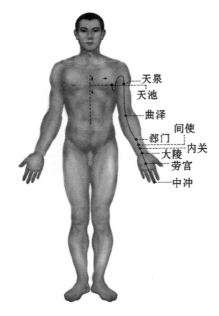

天泉
天池
曲泽
间使
郄门
内关
大陵
劳宫
中冲

心包经经穴示意图

● 手心热

心包经的病会表现为"手心热"。心包经是沿着人体手臂前缘正中线走的一条经脉，一直走到中指。人的手心里有劳宫穴，也是心包经的一个重要穴位，如果心包有热，就会体现在劳宫穴上，即手心热。

如何解决手心热的问题？大家可以拍打心包经，先按摩位于腋下的极泉穴，极泉穴是解郁大穴，属于心经穴位，然后沿着手臂前缘的正中线向外拍打。拍打心包经，可以泻心火，解郁闷，去心包积液。

● 手心总出汗

有的人手心总出汗，这是心包不收敛的一个表现。因为心包经属于厥阴经，厥阴经就是主收敛的，如果不收敛，手心总出汗的问题就得不到解决。如果只是微微出汗，倒也是好事，因为俗语说：手心脚心有汗，心肝没病。

● 臂肘挛急

就是沿着这个肘臂，会出现"挛急"，即抽筋，或麻木、不舒畅。在临床上，这样的病人越来越多，他们总觉得自己手臂发沉、发麻。实际上手臂的发沉、发麻，尤其是以中线向下这一块发沉、发麻，就是人已经出现心脏病或心包病的一个前兆。

这种人一是工作压力太大；二是过度焦虑，阻碍了气机，造成了气血不通、经脉不畅，导致了麻、胀、沉的感觉。

● 腋肿

腋肿，即腋窝下会出现肿痛，这也是心包的病。如果再继续发展下去，就会觉得"胸胁支满"，就是总觉得两个胸胁特别地胀，再继续发展下去，心就会"扑通扑通"跳得特别快，就像人特别紧张一样。

● 面赤目黄

面赤目黄也是心脏病前兆的一个象，就是脸会发红，如果红在眉心如"灯花状"，那就很不好。在道教医学里，眉心正中的地方叫印堂，如果这个地方发红，人"祸福在旦夕间"，是心神将散的象，可能会有重病突发。

如果印堂发黑，就更加不好，因为黑的颜色是肾水的颜色，水克了火，就会造成心脏更加严重的病症。平常大家在照镜子的时候，要注意观察自己的脸，有些病的前兆会反映在脸上。

● 喜笑不休

喜笑不休，即人一直收不住，总是呵呵笑、乐不可支的状态。

"喜则神散"，中医讲究任何事情都不可以过度，喜也分正邪，如果是正常的喜，那就没问题。

如果人开心过度，老是喜笑不休，尤其是老人突然出现喜笑不休的情况时，晚辈就应该多加小心，因为喜笑不休是心神将散之象，老人的病情会突然加重。

曲黎敏生命智慧

◆《黄帝内经》是写给悟道的人看的。

◆人们看任何事物的时候，最好多方面地去观察，知道事情的前因后果。任何事情都不会突然发生，它一定会有前因后果。

◆大家在日常生活当中，要养成一个习惯：当身体不舒服时，一定要看一下时间。这个时间点很重要，比如说上午九点多突发的心脏病和下午两三点或四五点突发的心脏病，根源是很不同的。

◆对于心脏病患者，医生会经常嘱咐他们：第一，最好别有便秘的情形；第二，吃饭最好吃七八分饱，少吃多餐都行，不然"儿子"一下子盗"母亲"那么多气，心脏肯定会出现问题。

—第七章—

不可轻视的六腑——六腑比五脏重要

　　在老子看来，"空"要比那些"实"有
用，"空"更重要。从中医角度来看，六腑
的功能比五脏更加重要。因为没有六腑的运
化过程，五脏是什么精都收不上来的，也藏
不了什么东西。

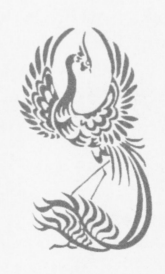

一

五脏和六腑的区别

前面已经说过五脏和六腑的区别，以及五脏重要还是六腑重要的问题。下面将更详尽地讨论这个问题。

六腑比五脏重要

《黄帝内经》说"五藏者，所以藏精神血气魂魄者也"，"所以"是"用来"的意思，认为五脏是用来藏精神、血气、魂魄的，因为精神是五脏神，魂魄也是五脏神，血气也都是由五脏来收藏的。所以，五脏的主要功能就是"藏"。

● 五脏像中央官员

五脏有一个很重要的特性，叫"藏而不泄"，即它们只负责藏精，不用太过度地去创造利润，只要收其租税就行。人们通过六腑的运化，使消化吸收的食物变现出的精华，全部由五脏来收藏。所以五脏相当于中央官员，它不直接创造价值，而是收藏精华、保管精粹，并用这些精粹来统摄五脏六腑。

● 六腑像地方官员

相比之下，六腑是干什么的？《黄帝内经》给六腑的定义是

"所以化水谷而行津液者也"。六腑"化水谷"是指六腑的一个主要作用就是消化和吸收；"行津液"的意思是，六腑可以让津液运行起来，进行分泌和吸收。吸收完成以后，再由五脏来收藏。

所以六腑有一个很重要的作用，就是"泄而不藏"，它只是往外输泄，并不收藏。六腑是劳动者，创造价值，但是自己不能够享用，要全部上交。所谓五脏"藏而不泄"，表明五脏为实；"六腑"的"腑"字原先是"府"，真正内涵是空的意思，即五脏为实，六腑为空。

● 房子里哪个部分最有用？

对于人体来说，是"空"重要，还是实体的东西重要？肯定会有很多人认为是实体重要。五脏心、肝、脾、肺、肾，难道不重要吗？它们当然非常重要。

但是，老子曾经举过一个例子，他让大家思考：一个房间里边哪个部分最有用？一间屋子里有门、有框、有屋顶、有墙壁等。大家说来说去都不正确，老子最后的结论是什么呢？他认为，房间里边的空间——这个"空"是最有用的。因为人住房子，最终要用的就是这个"空"，而那些地基、窗户、门，它们是实体，就放在那儿，人真正要用的是它的空间。

所以从老子的思维方式来看，"空"要比那些"实"有用，"空"更重要。从中医学角度来看，六腑的功能比五脏更加重要。如果没有六腑的运化过程，五脏是什么精都收不上来的，也藏不了什么东西。

也可以这样说：即使中央政府地位很高，有统摄下面的能力，但如果没有基层的地方官员亲力亲为去做一些事情，中央官员是什么租税都收不到的。以上就是五脏和六腑的一个很重要的区别。

五脏和六腑的区别

项目	五脏	六腑
内容	肝、心、脾、肺、肾	胆、小肠、胃、大肠、膀胱、三焦
《黄帝内经》释义	所以藏精神气血魂魄者也	所以化水谷而行津液者也
特性	藏而不泄	泄而不藏
实或空	实	空
比喻	中央官员	基层地方官
总结	六腑比五脏重要。没有六腑的运化，五脏是什么精华都收不上来的，也藏不了什么东西	

二

胆为中正之官（身体里的包青天）

六腑指的是胆、小肠、胃、大肠、膀胱和三焦。首先，我们要讲下胆。

可以"交通阴阳"的胆

"胆者，中正之官，决断出焉"。前面说过，"六腑为阳"，六腑像丈夫一样，经常在外活动，正是由于它们的活动，人体的整个气机才能转起来。那么胆相当于什么？胆相当于"中正之官"。

● 人的决断取决于胆

所谓"中正之官"，在现实生活当中，就相当于法制系统，而且是代表正气的法制系统，比如包公这一类人物。它们非常中正，主要强调"中"和"正"两个字。如果这个正确的、正气的法制系统是存在的，那么人的决断力就能够生发出来。

● 胆经阳气弱，生发力最旺

胆主生发，夜里11点到凌晨1点为子时，是胆经生发的时候。胆是少阳之火，是一个很小的火。我们知道，十二生肖以鼠为首，而且是"子鼠"，老鼠的象与子时的象有什么共同性？我一一为大家说明。

阳气在胆经当令的时候，虽然很小，但是它可以起到一个很了不起的作用，因为它的生发力是最旺盛的，像老鼠的繁殖力是最强的一样，虽然很小，但是它可以不断地扩大自己的地盘。胆也有这个功能，它虽然阳气很少，但是它可以交通"阴阳"。

《黄帝内经》说"少阳主枢"，就是它能够将会聚的精气通过"枢纽"的作用生发传导，而后由"心"输布四方。枢，就是枢纽，枢纽是指事物相互联系的中心环节，比如：交通枢纽、通信枢纽。而胆在人体中就有交通"阴阳"的功能。

十二时辰与十二生肖关系表

时辰	子时	丑时	寅时	卯时	辰时	巳时	午时	未时	申时	酉时	戌时	亥时
生肖	鼠	牛	虎	兔	龙	蛇	马	羊	猴	鸡	狗	猪
合称	子鼠	丑牛	寅虎	卯兔	辰龙	巳蛇	午马	未羊	申猴	酉鸡	戌狗	亥猪

胆是脏腑运转的关键

"凡十一脏，取决于胆也。"即人体其他的脏腑，全都取决于胆经的生发。我用一个例子来解释这句话。现在开车的人比较多，如果我们用车来比喻人体的话，就会发现车"麻雀虽小，五脏俱全"。如果要想让发动机、油箱等全都运转起来，一定要有一个动作，就是要拧车钥匙。当我们把车钥匙插到钥匙孔里以后，打开的瞬间，就相当于决断，就是说你一拧开，这个车马上就运转起来了，油箱、发动机也都全部开始工作。

● 肾精不足，心脏会早搏或间歇

胆在人体中就是起"决断出焉"的作用，促使人体生机的发动。比如心就有一点像发动机，而油箱就有点像肾精，如果这个"决断"没动，阳气生发不起来，人体这部车就运转不起来。

精气愈加充足，生发之机就会愈加强大。假如心这个"发动机"要想运转起来，一定要看肾精足不足。如果肾精不足，心脏就会持续出现早搏或者间歇，这些现象也用汽车来打比方：如果油箱没有油了，发动机要么就是加把劲儿，"突突"乱跳——"早搏"；要么就是"咣当咣当"跳几下然后"啪嗒"停了——"间歇"。

● 肾精不足，人不稳重

如果肾精不足，敛藏凝聚的功能就会减弱，生发之气就像断了线的风筝一样，人也就容易轻浮而不稳重，不能对事物进行认真的分析并作出正确的决断。比如当回答不出问题时，人就会心慌意乱，没被敛藏的虚火就会上逆于头部，头皮就会发痒，人就会不自觉地去挠头搔痒，痒的部位就是胆经在头部所循行的路线。

所以大家通过观察日常生活中的方方面面，对应到人体里边，也会有助于自己对五脏六腑的解读。

得胆结石、胆囊病的三大原因

现在得胆囊病和胆结石的人越来越多了，是什么原因造成的？

● 人的生机被压制，影响胆的生发

如果一个人的生活状况不好，总是感觉郁闷或者压力太大，就会使得他的气机提不上来，这样他就会感觉压抑、焦虑。人的生机被压制，少阳之气不能起来，就会影响到胆的生发，这是非常重要的一点。

我们观察得胆结石的人，可能他表面上会很快乐，但是他骨子里肯定有许多让他非常苦恼的东西，而且那些东西他总是解不开，在心里形成了很大的心结。

● 过分耗散少阳之火——不睡子时觉，长期开夜车

比如有一些文字工作者，本来就很辛苦，自己又经常晚睡，从来不知道睡子时觉，通常是过了半夜一点才睡，这种人会过分地耗散自己的少阳之火，慢慢地胆经就会出现问题，导致胆囊有毛病。

所以我建议大家：即便工作很忙，不可能保证每天晚上都11点之前睡觉，但最起码一个星期有两天，能够保证在晚上11点之前入睡，这样对自己的身体会很有好处。否则，人长期熬夜，会对身体造成极大的伤害。因为人的睡眠状况不好，人就会折寿。

从西医的角度讲，夜里11点到凌晨1点是人体的寿命激素——褪黑素分泌最旺盛的时候，如果这个时间大家没有很好的睡眠，对人体以及自身寿命都会造成极大的损害。所以，改善睡眠、从各方面去真正改变自己身体的一些问题，是很重要的。

● 饮食不节

因为饮食和胆汁的分泌有密切关系，如果一个人长期暴饮暴食，再加上长期地不吃早饭，会增加胆或者胆经的负担，或使胆汁空运化，导致胆囊产生一些病变。

改善胆囊病的常用方法

以上就是得胆囊病的三个原因，如果已经生病的人能够改变以上不好的生活习惯，对自己的病情会有所帮助，而且"舒肝利胆"的方法是不能治愈此类疾病的，一般只会清了虚火、补了寒邪、泄了真阳，抑制或掩盖了症状的发生而已。

正确的做法是祛寒兴阳，恢复脏腑的生机，使水谷能够转化成精微，并源源不断地输送到真阳之所。真阳精气充足则胆气强劲，"胆"的功能自然得到恢复。所以，治疗胆病，应该从"阴阳"方面着眼，不能就胆病而治疗胆病。假如"阴阳"的关系不能理顺，任何局部的疾病都不可能真正治愈。

常见胆经病

　　胆经病的表现很明显：

● 口苦

　　比如说每天早晨，有一些人刚起床时会口苦，这是典型的胆经病。

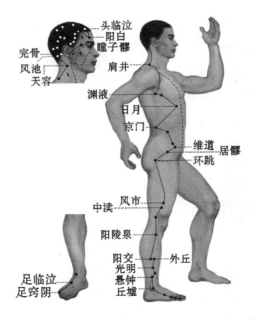

胆经经穴示意图

● 经常叹息

"善太息"，即一个人总是长吁短叹。为什么会长吁短叹？因为少阳胆经被压抑了，气机起不来，人就希望通过叹一口气，让气机上来一点。

● 心脏不舒服

《黄帝内经》是这样描述的："心胁痛不能转侧。"就是心的两边疼痛，而且左边胸部特别容易疼痛，在床上翻身都很困难，这是胆经的毛病，也是人的生机起不来，造成了心的病变。因为木生火，胆为木，心为火，如果木不能生火了，火就起不来，就会造成心脏的病变。

● 面微有尘，体无膏泽

胆经病严重以后，在人脸上会有所显现，叫"面微有尘"，就是人脸上好像微微地蒙了一层尘土一样，灰暗没有光泽。而且，胆经病在身体皮肤上也会有所表现，叫"体无膏泽"，人身上一点儿也不滋润。

● 头的两边会痛

这是少阳的问题，因为胆经是从人的外眼角开始，一直沿着人的头部两侧，然后顺着人体的侧面走下来，一直走到脚的小趾、四趾（即小趾旁边倒数第二个脚趾）。所以人两侧的头痛，都是和胆经有关的。

● 外眼角疼痛、腋下肿

"目外眦痛"，就是外眼角疼痛。肩膀中间的凹陷处的缺盆穴疼痛，也是胆经的疼痛。"腋下肿"也是胆经的病，因为胆经是沿着人体侧面往下走的。

● 人会得疟疾

疟疾是最明显的胆经病，人得了疟疾，会忽冷忽热，一会儿发烧一会儿冷。为什么？因为胆主少阳，少阳与太阴接壤，属于阴阳交界之地，是阴阳的一个交通枢纽，如果邪气附于胆，出与阳明之气相争就会有热的表现，入与太阴相争就会有寒的表现，所以患者会出现"寒热往来"的症状。

张仲景在《伤寒论》里，一般都是用小柴胡汤来治疗疟疾的。因为"小柴胡汤"专舒木气，木气得舒，枢机恢复运转，邪气自然因枢机转运而出。

三

胃为仓廪之官（管理谷仓）

《灵兰秘典论》认为"脾胃者，仓廪之官，五味出焉"。《刺法论》是把脾胃分开介绍的：脾为"谏议之官"，胃为"仓廪之官"。东汉末年，有一本专门探求事物名称之源的佳作叫《释名》，里面说道："脾，裨也，裨助胃气以化谷也。"

胃有"田"的特性

"胃"字上部是田地的"田"，底下是"肉"。所谓"田"是什么东西？"田"指大片的土地，是土地的分区。田有一个很重要的功能——撒下种子就可以发芽。我们人体会出现所谓的"三丹田"：比如下焦里有一个地方叫"下丹田"，中焦有一个"中丹田"，头部两眉之间为"上丹田"，就是因为这些地方也像"田"一样具有再生的能力。

● 胃收获食物的精气

"胃"字从"田"，在田里撒下种子，相当于人们吃下食物；种子可以发芽，相当于胃可以收获很多东西。收获的是什么？胃里收获最多的是精气、精血，是水谷化成的精和气。在谈到肺经的时候，我们了解到"肺主一身之气"，这"一身之气"从哪儿来？就是从水谷精微来的。

● 能吃是福

中医为什么特别强调护佑后天脾胃？用老年人的话来说，就是"能吃是福"。一个人如果不能吃，吃下去的东西，人体消化吸收不了，就很不好了。中医强调，如果一个人胃脉已绝，他基本上就没救了。从某种意义上来讲，大家一方面不要暴饮暴食，另一方面要养成一种健康的饮食习惯，这对身体是非常重要的。

五脏六腑的精华全在胃

什么叫"仓廪之官"？胃就像粮仓的管理员，它负责把天地万物收获的这些好东西进行分类。怎么分类？"五味出焉"，即按酸、辛、甘、苦、咸五味去分。因为人体的五脏各有所喜，比如肝喜酸，脾喜甘，心喜苦，肾喜咸……人吃下食物，化出水谷精微，然后由肺重新去输布全身。

● 胃是五脏六腑的大海

《黄帝内经》说"胃者，五脏六腑之海也"。胃是什么？胃是五脏六腑的大海，这个海很重要，如果没有这个海，五脏六腑就无源了。"水谷皆入于胃"，"水谷"就是指人们吃喝的东西，"五脏六腑皆禀气于胃"，五脏六腑的精华全是从胃那里得到的。这是胃的一个重要作用。

胃主血

另外，"胃主血"。所谓的水谷精微到了胃里以后，所提取出来的精华就是"血"。这个"血"指的是什么？血属于中焦受气，就是中焦脾胃先吃了东西，然后"取汁变化而赤"，那个汁就是精华，精华像气一样输布出去就叫作血。人体无处没有脉，无处没有血，所以人体处处都有胃的功能在那儿起作用。

● 饭是精血的来源

在十二生肖当中，龙对应的是辰时（早晨7点到9点），而辰时为胃经当令。龙的生机是最旺的，人的胃就像龙一样，只有吃下去的东西变现出精华，人才有生机。

所以人一年四季都是要吃饭的。大家要记住一句话——饭是精血的来源，补药不是精血的来源。大家不要以为吃点药就可以补血，一定要靠吃饭，要靠胃的消化吸收能力，才能变现出血。如果胃的功能正常，人就是吃窝窝头，胃也能把它的精华提取出来变现成血，这就是胃对人体的重要意义。

水谷只要被消化就变成了血，血能够往外输布、往外散。血中精微的东西，一旦被吸收就是液，胃主血、主燥、主运化消化，小肠主液、主寒、主敛藏吸收。如果身体整个运化出现了问题，其实就和胃主血的功能相关。人体如果出现血液上的毛病，也可以从胃经当中去寻求根源。血被吸收以后，最终被肾作为精藏起来了，因此肾精的来源也是胃。所以大家一定要养护好脾胃。

养护脾胃的原则

● 吃饭七八分饱

养护脾胃有一个原则：吃饭最好是七八分饱。早晨 7 点到 9 点是辰时，是胃经当令，这个时候一定要吃饭，因为经脉气血是从子时（夜里 11 点到凌晨 1 点）一阳初生，到卯时（早晨 5 点到 7 点）的时候阳气就全升起来了。辰时（早晨 7 点到 9 点），太阳也已经升起来了，天地出现一片阳的象，人体需要补充一些阴，而食物恰恰属于阴。

● 早饭要吃好

这个时候吃早饭，早饭就像"贵如油的春雨"一样，能够补充人体能量。所以早饭一定要吃好才可以。而且多吃早饭并不会发胖，因为上午是阳气最足的时候，也是人体阳气气机最旺盛的时候，这时候吃饭最容易消化。

到九点以后就是脾经当令，脾经能够通过运化把食物变成精血，然后输送到人的五脏去，所以早饭吃得再多也不会发胖。

● 午饭要丰盛

午时（早上 11 点到下午 1 点）以后，大家要吃得丰盛一点，因为午时过后便是小肠主吸收的时间。所谓丰盛，是指要有五谷、五菜、五畜、五果，不是说要吃很多，而是要全面，有主食、有肉、有菜、有水果就可以了。

到了下午，一派阴霾之气，所以古人就讲"过午不食"，但是这个做法对现代生活是不太适用的，因为古人是先去劳作，回来以后吃点饭，下午四点多钟再吃点饭，晚上八九点钟就睡了，我们现在很少有人能做到这一步，因为现在人都睡得偏晚，所以晚饭是肯定要吃的。

● 晚饭要吃少

如果我们想夜里睡眠好、睡得踏实，晚饭就要少吃，既补充精血，又不会把脾胃过度地累着。总结一下，就是人上午吃东西好消化吸收，下午、晚上吃东西基本上不太好消化吸收，所以晚饭八成饱就是很合适的。

常见胃经病

胃经病一般都会表现成什么样子？

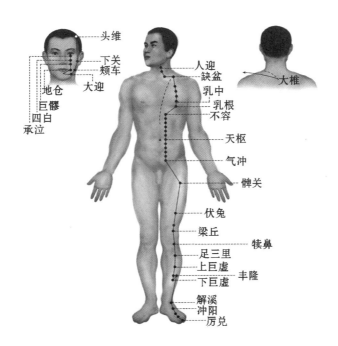

胃经经穴示意图

189

● 洒洒振寒

即人会无缘无故哆嗦一下。"振寒"就是哆嗦，这是胃火不旺的一个象。因为胃经属阳明燥火，要是没有火，水谷精微化不掉，没办法消化和吸收，人体就会出现"洒洒振寒"的象。

● 善伸数欠

即人特别爱打哈欠。这说明人的胃很寒，是胃气虚、胃气不振的一个象。不过，打哈欠是一种自救，当人打哈欠的时候，胃是处在抻拉状态的，通过打哈欠可以让胃气稍微舒展一下，把胃寒散掉一些。

用西方医学的说法，打哈欠可以增加吸氧量，其实，吸氧也是气的问题。中医认为，气从胃来，通过打哈欠这个动作可以让气能够旺一些。

● 口歪

人脸上最重要的经脉就是胃经，如果阳明胃火太盛，而血又不足，人体营养不够，里面一虚，表现在脸上就是口歪。

● 唇胗

唇胗，就是嘴唇外翻上火。因为胃经环唇而走，所以胃部有病，人就可能出现唇胗。

● 上牙痛

同样是牙痛，大家也要有所区分。胃经的牙痛是上牙痛，因为胃经入上齿中，一般针刺，即扎一扎胃经的内庭穴就可以了。

● 颜黑

当脾胃运化、化生血的功能降低时，血不能"上荣于面"，即心血带不上来，人的脸色就会很黑。

● 衄血

"衄血"，就是流鼻血。这说明脾胃不再统摄血。胃气是以下降为顺的，而现在所谓的呃逆，是属于胃气不降造成的。胃气往下降，对于女人来说，表现为月经，可是如果上逆就叫"经血倒流"，有可能从鼻子出来，这就是衄血之症。

● 喉痹

胃经走咽喉，胃经起于迎香穴，往上一直走到山根，然后分两支，一支走脸，另一支沿着头角到额颅，沿着颈部一直往下走。总之，就是要经过咽喉部分。如果胃气不降，胃火上攻，咽喉部分就会出现肿痛，得不到滋润，特别干。

● 水肿

脾主运化，如果阳明胃火不旺，脾无法化湿气，就会形成水肿，因为脾主湿土，湿气化不掉，就像沼泽一样，水越来越多，形成水肿。而中焦阳明燥火是否旺盛，要看下焦肾火是不是充足。水肿就是阳明燥火和肾火不旺导致的。

● 膝膑肿痛

膝关节出现肿痛。因为胃经是沿着伏兔穴一直往下走，中间经过膝盖，"下入膝膑中"。很多老人膝盖疼痛的毛病，实际上和胃经不通有关。因为中医讲"不通则痛"，人老了以后，脾胃运化能力下降，吃的东西也少，气血就更加少，如果再不锻炼，经脉就会不通畅，整个膝盖就会出问题。

● 有余于胃，则消谷善饥

就是如果胃火太盛的话，人们就特别容易饿。有的人刚吃完饭就会饿，这是阳明燥火太盛所造成的。

● **精神症状方面**

同样一个胃病，在精神症状里可能表现为两方面：一个是实证，狂躁，即癫狂症；一个是虚证，即忧郁症。

"甚则欲上高而歌"，为什么登高而歌？因为人的运化和输布没有制约，他就狂了，开始张扬起来，总觉得自己特了不起，没事就坐着胡思乱想，脑子里想的、与之交流的人物，全是领袖阶层，这是典型的狂证。实际上，这是阳明燥火和身体的输布功能出现了不能制约的现象。接着他会"弃衣而走"、裸奔、到处乱跑，说明这个人已经没法掌控自己了。

如果一个人没事老返回家去，老有不放心的事，总怕没关好门或自己抽的烟没有掐灭，一遍一遍地跑回去看，一遍遍地检查，这其实是因为他肾精和脾胃精气不足造成了他内心的惴惴不安。比如说他听到点响动，就很害怕，"闻木声则惕然而惊"，假如有人听到拍桌子声就恐惧，这就是胃病。

可是响声、声音也可以用来治病。比如小孩子因为脾虚特别嗜睡，古时人们可能会用摇拨浪鼓的方法来让小孩醒过来。因为鼓音是振奋士气的，就像古代战争，打仗之前一定要敲鼓，可以振奋士气。

虚证方面，人还会"心欲动，独闭户塞牖而处"，只想单独在黑暗的房子里独处，这说明他非常不自信。

四

小肠为受盛之官（国税局）

小肠主吸收、变化

　　"小肠者，受盛之官，化物出焉。"中医认为，小肠的一个功能是主吸收，有点像税务局，总是吸收精华；另一个是主改变，"化"就是把一个东西彻底地改变。

　　"化"的字形是一个正立的人和一个倒着的人，即把一个人彻头彻尾地改变。小肠接受容纳脾胃腐熟的水谷，并将之充分腐熟和吸收。以现代的话来说，就是将食物中能够消化的部分，都化成人体能够吸收的最基本、最简单的元素——精，这就是"化物出焉"。精就是水谷变化以后的精微产物，是组成人体脏腑组织的最基本物质。

"化"字的甲骨文

　　小肠化的是精，也就是"液"，是人体气血的精华。从文字上解，"肠"字在古文里，都有畅通的含义，所以大肠和小肠都是通道。小肠这个通道主要管什么？小肠是"受盛之官"，它收了很多东西，但是它自己不能用，必须把它的精华拿出来，上缴"国库"，然后由"肾"来做国库的管理员和支出官员。

常见小肠经病

● 蝴蝶斑

小肠经走颧骨这个地方，"斜络于颧"。如果女人长蝴蝶斑，就说明她的小肠吸收功能不好，体内开始堆积毒素、垃圾。所以像蝴蝶斑这种现象，并不是说通过外部美容就能够彻底解决的，而是要通过小肠，通过改善人体的五脏六腑来真正地根除。

● 嗌痛颔肿、不可以顾

小肠经沿着脖子两侧走，像嗓子痛，像脖子两侧、两个腮帮子肿也是小肠病。我们听过"脸大脖子粗，不是大款就是伙夫"的笑话，得小肠病的人脖子两侧、腮帮子会特别大。如果小肠经出现病

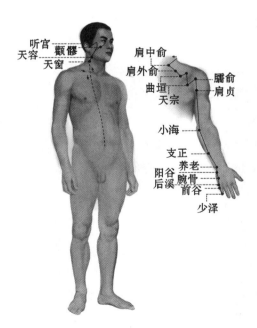

小肠经经穴示意图

变，头转起来也会出现问题，"顾"就是回头的意思，"不可以顾"就是回头比较费劲。

- 腹若垂囊

肚子特别大，都鼓出来了。胖人往往把腰带系在小腹部位，因为肚子太大，提不到腰那里。其实，这说明他的吸收功能出问题了。

- 耳聋

因为小肠经走耳部这个线路，耳朵的病症也和小肠病变有关。

- 眼睛黄，脸颊肿胀

如果小肠的吸收功能特别差的话，人就会出现眼睛黄、脸颊肿胀的样子。

五

大肠为传道之官（道路运输调度）

大肠经——主津所生病

"大肠者，传道之官，变化出焉。"水谷被消化变成了血，血里更加精微的东西，一旦被吸收就成了液。液不一定在脾胃处被吸收得非常干净和彻底，所以有一部分要经过大肠和小肠的进一步吸收和分泌，分别出清和浊的东西。清者为液，由小肠吸收；浊者就为糟粕，由大肠传导出去。即把精华的液渗透出来，也就是"津"出来。

● 大肠将食物糟粕传导出去

大肠就像管理调度道路运输的官员一样，能够传导糟粕也能够传导水液，所以称之为"传道之官"。大肠传道，其功能在于一个"津"字，"津"是动词，指分泌功能。《灵枢经·经脉第十》说："手阳明大肠经脉……是主津所生病者。"所谓"津"，在《灵枢经·决气篇第三十》是这样定义的："腠理发泄，汗出溱溱，是谓津。"

也就是说，由于三焦经脉通畅，人体才得以进行新陈代谢，就像皮肤具有敛藏功能的同时，皮肤上的毛孔又具有疏泄的功能。新陈代谢主要是通过水作为介质来运送营养和垃圾，也就是用水液来进行代谢的。如果阳明经气不足，就会使得新陈代谢失调。按现在西医的话来说，属于内分泌失调。"汗出溱溱"是一个形象的比喻，是只能渗出而不能回流的意思。

● 大肠主管人体的内分泌

简而言之，津就是指液体只渗出而不能倒流的意思，就像汗液只会流出体外而不会渗回体内一样。这就是所谓的"济泌别汁"。所以，大肠具有主管人体内分泌的功能，比如汗、涎、泪、尿、体液（组织液）等。

大肠火盛，"津"的功能过度，人就会便秘；"津"的功能不足，人就会溏泄，也就是拉稀、腹泻。现在人们主要是靠使用番泻叶来腹泻的方法，来解决便秘，但久而久之人就会很虚弱，会出现一些问题，所以还是要从大肠"主津所生病"的功能上去解决这两个问题。

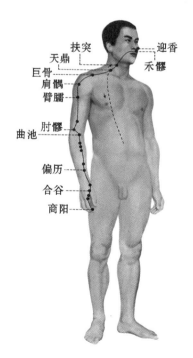

大肠经经穴示意图

常见大肠经病

大肠经病经常会表现在哪里？

● 下齿痛

大肠经也走牙齿，胃经的牙齿疼痛是上齿痛，大肠经病变，会造成下齿疼痛。如果是下牙痛，就要取大肠经的经穴，扎合谷穴、颊车穴这些地方就很管用。

● 脖子粗、脖子肿胀

大肠经也走颈部，脖子粗、肿胀也和大肠经有关。

● 两臂痛

大肠经经过食指，并沿着手臂一直上来。如果两臂上缘痛或者食指不灵活，也说明大肠经出了问题。

六

三焦为决渎之官（治水）

三焦总领五脏六腑

三焦经在中医里号称"孤府"，它是一个很奇特的脏腑。所谓"三"者，取象"三才"，就是人的腹腔，将所有脏腑包罗不遗也。三焦与心包络互为表里，三焦为脏腑的外卫，心包络为君主（心）的外卫，就像北京城墙和紫禁城墙的作用和关系一样。它们都属阳，均称之为"相火"。如果能够明白心包络的功能，那么，三焦的功能也就好理解了。

● 三焦通畅，人体康泰

《灵兰秘典论》说"三焦者，决渎之官，水道出焉"。"决"是开决、疏通，"渎"为水沟，三焦的社会职能为疏通水道，保障水利万物并且无害于万物。中国自古就重视水道的通利，大禹就因治水而为圣王，因此，用"决渎之官"来比喻三焦，无非是强调三焦于身体的重要意义。

我对三焦的理解是这样的：人体的五脏六腑中间都有一个联系的系挂，而三焦就是这个系挂。人体系挂是哪些东西？像膜、筋，还有脂肪或其他连缀物，这些都相当于三焦。三焦一定要保持通畅，这样人体才能健康。如果不通畅，人就会生病。一旦三焦都生病了，那人就很危险了。

从中医的角度来讲，我们看任何一个病，都不能孤立地去看，因为经脉都是相通的，"如环无端"，所以如果病变出现在这些系挂上，就是三焦不通畅，是三焦出问题了，相当于水道出问题了。

在华佗的《中藏经》里，曾经提到过三焦是一个非常重要的脏腑，它总领五脏六腑。为什么总领五脏六腑？因为它是连缀五脏六腑的筋膜，而且还管营卫之气、经络等。三焦的主要作用就是调和内外，让内外不通畅的地方全部都通畅，并且"营左养右"，营养左边、养护右面，而且还会"导上宣下，"这说明三焦对人体的生理和病理起着决定性的作用。

● 人体内部要保持恒温

《黄帝内经》把三焦归为少阳，所谓的少阳就是小火，"焦"字下面的四点水，实际上是火的意思，而上面的"隹"是指小鸟，既然烤小鸟一定要用小火，所以人体内部不可以火太大，火太大会折损寿命，叫作"壮火之气衰"。

而"少火之气壮"，少火就能够使气一点点地生起来，这是三焦的一个作用。即人体内部一定要保持一个相对恒温的状态，温度不要太高。

三焦"主枢纽"，枢纽就是连接点，如果枢纽出问题了，整个系统就会出问题。所以中医一再强调，要保持三焦的通畅。

常见三焦经病

● 耳鸣

三焦经是走耳朵的，如果耳朵出现了"浑浑焞焞"的现象，都和三焦有关。"浑浑焞焞，耳聋声也"，所谓的"耳聋"指的是耳鸣，耳鸣又分实证和虚证。如果是很细微的蝉鸣，就是虚证；如果像火车的"轰隆轰隆"，就是实证。

耳朵里边有很多的经脉，像肾经、三焦经、小肠经等，所以耳部的病变不容忽视。人会耳鸣，一种是肾精亏虚，身体透支太多；一种是三焦不通；一种是营养气血上不来。

一般人老了以后，出现耳鸣是很正常的，因为人老了之后，元气、肾精亏失得很厉害。如果中年人出现这种现象，就要有所注意了，最好去医院做个检查，对自己的身体有进一步的认知，要注意养护身体，不然可能会出现很大的问题。

● 肿胀喉痹

咽喉肿胀、喉痹的话，可能是三焦经的病变。

● 汗出不止

如果三焦少阳转输时出了问题，人就会出现"汗出不止"这些现象，因为体内不通畅。

● 目锐眦痛

三焦经也走外眼角，外眼角的疼痛，也和三焦经有关。

● 无名指麻木

三焦经也走无名指这条线，如果三焦经不通畅，无名指会出现麻木或者不灵活的现象。

七

膀胱为州都之官（储水）

膀胱主气化

"膀胱，州都之官，津液藏焉，气化则能出矣"。"州都"指水聚之处，其"官"行太阳之职，主"气化"。

三焦主水道，相当于主管江河的官员；膀胱为水府，是储藏水液的地方，是主管湖泊的官员。两者都需要先天真阳的气化才能发挥各自的作用。有人认为江河外溢，储存起来的一部分东西，就是湖泊，江河和湖泊就是关于二者的比方。

● 膀胱把精华全部收藏

膀胱和三焦不一样，它不管水道是否通畅，它只把精华全部收藏。在《黄帝内经》中，膀胱的阴阳特性是为"太阳"，"太阳"的固摄力是最强的，它主寒，寒的凝聚力量是最强的，所以膀胱能够把人体精华的液全部藏住，藏住以后，再通过太阳气化的作用，把液输布出去，即"气化则能出矣"。

● 尿是承载垃圾的液体

"气化则能出矣"的"出"，一般指两方面：一为"生出"，一为"下出"。比如：能够从毛窍生出的是汗，口中分泌的是涎，肺所分泌的涕……而能够从下而出的"重浊之汁"就是尿。尿存于尿胞（解剖学的膀胱）内，膀胱内存的尿是人体多余的、承载人体垃圾的液体。假如人遗尿、"癃闭"都和膀胱的气化有关。

所谓"津液藏焉"，是指膀胱所属的足太阳经脉的功能，可以使"津、液"的物质和功能存于身体内（而不是存于膀胱这个器官内）并发挥其正常作用。足少阴肾经主里，足太阳膀胱经主表，真阳不足，膀胱经"存津储液"的功能就会虚弱，就不能发挥"津液"的作用。所以，肾虚的患者皮肤和口腔干燥，但稍微活动就爱出虚汗。

● 真阳元气不足导致的身体症状

如果足太阳膀胱经的"津液"功能，可以得到真阳的气化作用，就可以正常地将小肠所吸收的营养液供应给所需的脏腑和组织，即能向外滋润皮毛却不会出虚汗。口腔、鼻腔、皮肤干燥其实都是真阳元气不足造成的。

"津"是动词，是在经脉通畅的前提下，体液从里向外渗出的意思。"津"是一个人体生理不可缺少的重要功能。"液"也是动词，是指由脾胃运化所获得的水谷精微，经过会聚而被收藏，再经过凝聚和生发功能的共同作用，而后根据人体的需要对脏腑进行补充和温煦，并使人体的卫外功能更加牢固。也就是说，液是一个不可更改顺序的生理过程。

● 虚火过旺导致的身体症状

对于现代所谓的"血液黏稠、血脂高、血糖尿糖高、口渴、便秘"等症状，主要是由于虚火过旺而导致"津"的功能过度以及"液"的功能不足，使脏腑组织的液体过分排出，导致血液浓度过高。于是就出现了"血液黏稠、血脂高、血糖尿糖高、血压高、口渴、尿多、食多、便秘"等症状，由于人体需要水来进行正常的新陈代谢，就会出现口渴的症状，从而使人通过大量饮水来补充人体组织所缺少的液体。

常见膀胱经病

膀胱经病都有哪些表现？

● 冲头痛

因为膀胱经是从睛明穴往上走，沿着后背一直到小脚趾的外端，把整个头部全部走了一遍。如果前额头痛，那是胃经的问题；若是整个后脑部位疼，那就是膀胱经的问题了。

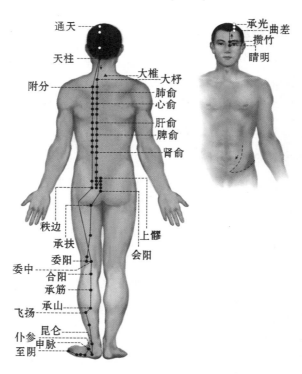

膀胱经经穴示意图

● 目似脱

目似脱就是眼珠子恨不得要掉出来那种感觉。

● 项似拔

项似拔即人整个后脖颈都是僵硬的。

● 腰酸背痛

如果"液"不能濡润经脉的话，人的整个后背就会非常紧，总是觉得不舒展。如果进一步发展，整个腰脊就会特别疼痛，最后"腰似折"，腰就像要折了一样疼。

为什么膀胱的病会和腰有关？因为膀胱经是沿着督脉的两侧一直下来，和肾是表里关系，所以肾经的病和膀胱经的病，它们经常会表现出一些相似的症状。如果继续往下发展，到了腿后侧的正中线，就会"腘如结"，小腿肚子和腘窝就好像打成结了一样特别僵硬，还有一种被撕裂似的疼痛感觉。

● 腿抽筋

中国文化经常说"人老腿先老"，这个"腿先老"实际上就是膀胱经气虚的一个现象。大家可以通过泡脚来缓解这种症状，但是在泡脚的过程当中，大家一定要注意，最好能够泡到膝盖以下，把小腿肚子整个泡进去，并且要经常按摩。

有一些人特别喜欢把腿放到高处，实际上这也是人的自救功能，因为他的腿很沉，再加上膀胱经气虚，他整条腿的后半部分都是紧的，当他把腿跷上来以后，实际上相当于在抻拉膀胱经。《黄帝内经》认为膀胱是"主筋所生病者"，人体中无处不在的筋最需要"液"的滋养，"液"不足则筋必不能发挥柔韧有力的特性。我们现在锻炼的时候，都经常会压腿，抻拉腿部的筋，如果用中医的理论来理解，就是通过抻拉膀胱经，让膀胱经气的作用更加强。

在现实生活中，经常坐办公室的人，没事就可以把两腿伸直，把前脚掌尽量地往回收，使劲蹬后脚跟，或者每天揉揉小腿肚子，经常地按摩小腿，对膀胱经的经气很有好处。

● 痔疮

像肛门还有子宫这些地方，都有筋的功能，都有伸拉和弹性，而弹性一旦出问题，实际上就是膀胱经气不足，津液不能濡润经脉，所以导致痔疮。子宫也是有弹性的，要是出现子宫肌瘤的话，也是筋病，这和膀胱经气虚有关。

● 狂证、癫疾

所有的癫狂症在某种意义上都和人们的大脑有关，而膀胱经是走后脑的，所以膀胱经气虚，也会造成筋的问题和头部的一些病变。

● 小趾不用

就是人的小脚趾不灵活、麻木、疼痛。大脚趾的疼痛和脾经有关，小脚趾的疼痛和膀胱经经气有关，中间脚趾的疼痛和胃经有关，而脚底痛和肾经有关。

《灵兰秘典论》将所有脏腑的主要功能都用世间的官职进行比喻，能够使学医的人在无形之中准确地领悟脏腑的功能，从而正确地进行诊断、分析和治疗。倘若我们只片面地学习和了解西医对脏腑功能的阐述，就无法对脏腑气机及其关系进行正确地判断，也就无法成为真正传统意义上的中医。另外一般人也可借此更加清楚地认识自己的身体。

◆胃是五脏六腑的大海，这个海很重要，如果没有这个海，五脏六腑就无源了。

◆人一年四季、一天三时都要吃饭。大家要记住：饭是精血的来源，补药不是精血的来源。

◆常言道，能吃是福。一个人如果不能吃，吃下去的东西，人体也消化吸收不了，就很不好了。中医强调，如果一个人胃脉已绝，他基本上就没救了。

◆现在得胆囊病和胆结石的人越来越多了，是由什么原因造成的？一是人的生机被压制；二是长期晚睡；三是饮食不节。

◆三焦一定要保持通畅，这样人体才能健康。如果不通畅，人就会生病。一旦三焦生病了，那人就很危险了。

◆三焦是一个非常重要的腑脏，它总领五脏六腑。为什么总领五脏六腑？因为它是连缀五脏六腑的筋膜，而且还管营卫之气、经络等。三焦的主要作用就是调和内外，让内外不通畅的地方全部都通畅，并且"营左养右"，"导上宣下"，这说明三焦对人体的生理和病理起着决定性的作用。

◆如果一个人的生活状况不好，总是感觉郁闷或者压力太大，就会使得他的气机提不上来，这样他就会感觉压抑、焦虑。人的生机被压制，少阳之气不能起来，就会影响到胆的生发，这是非常重要的一点。

附 录

《黄帝内经·素问·灵兰秘典论》

　　黄帝问曰：愿闻十二藏之相使，贵贱何如？岐伯对曰：悉乎哉问也！请遂言之。心者，君主之官也，神明出焉。肺者，相傅之官，治节出焉。肝者，将军之官，谋虑出焉。胆者，中正之官，决断出焉。膻中者，臣使之官，喜乐出焉。脾胃者，仓廪之官，五味出焉。大肠者，传道之官，变化出焉。小肠者，受盛之官，化物出焉。肾者，作强之官，伎巧出焉。三焦者，决渎之官，水道出焉。膀胱者，州都之官，津液藏焉，气化则能出矣。凡此十二官者，不得相失也。故主明则下安。以此养生则寿，殁世不殆。以为天下则大昌。主不明则十二官危，使道闭塞而不通，形乃大伤。以此养生则殃，以为天下者，其宗大危。戒之戒之！

　　至道在微，变化无穷，孰知其原？窘乎哉！消者瞿瞿，孰知其要？闵闵之当，孰者为良？恍惚之数，生于毫厘；毫厘之数，起于度量；千之万之，可以益大；推之大之，其形乃制。

　　黄帝曰：善哉！余闻精光之道，大圣之业。而宣明大道，非斋戒择吉日，不敢受也。黄帝乃择吉日良兆，而藏灵兰之室，以传保焉。